CONTRIBUTION A L'ÉTUDE

DE LA

CIRRHOSE DU FOIE

CHEZ LES ALCOOLIQUES

PAR

Georges STIÉPOVICH,
Docteur en médecine de la Faculté de Paris.

PARIS
HENRI REY, LIBRAIRE-EDITEUR
14, RUE MONSIEUR-LE-PRINCE, 14

1879

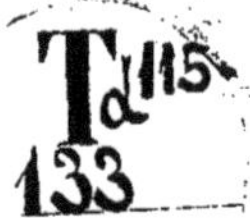

CONTRIBUTION A L'ÉTUDE

DE LA

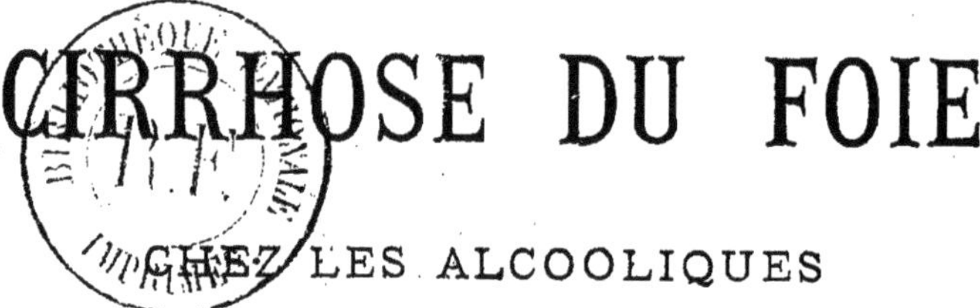

CIRRHOSE DU FOIE

CHEZ LES ALCOOLIQUES

PAR

Georges STIÉPOVICH,
Docteur en médecine de la Faculté de Paris.

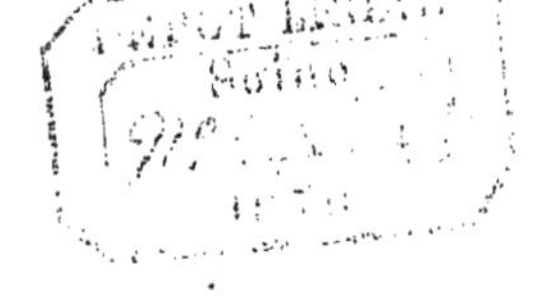

PARIS
HENRI REY, LIBRAIRE-EDITEUR
14, RUE MONSIEUR-LE-PRINCE, 14

1879

A LA MÉMOIRE DE MON PÈRE

A MA MÈRE

A MON ONCLE

M. LE DOCTEUR A. PASQUA

Médecin sanitaire de Benghazi.

Veuillez recevoir ici, mon cher oncle, ce faible témoignage d'une vive reconnaissance pour les bienfaits dont vous m'avez comblé durant le cours de mes études.

A MON ONCLE

M. GEORGES PASQUA

Remerciements sincères.

A MA FAMILLE

A MES AMIS

Respectueux hommage

A MON PRÉSIDENT DE THÈSE

M. LE PROFESSEUR VULPIAN

Membre de l'Institut,
Membre de l'Académie de médecine,
Doyen de la Faculté de médecine de Paris,
Médecin de l'hôpital de la Charité,
Officier de la Légion d'honneur.

A M. LE PROFESSEUR TRÉLAT

Membre de l'Académie de médecine.
Chirurgien de l'hôpital de la Charité,
Officier de la Légion d'honneur.

A MON MAITRE

M. LANCEREAUX

Professeur agrégé de la Faculté de médecine,
Membre de l'Acdémie de médecine,
Médecin de l'hôpital de la Pitié,
Chevalier de la Légion d'honneur.

CONTRIBUTION A L'ÉTUDE

DE LA

CIRRHOSE DU FOIE CHEZ LES ALCOOLIQUES

INTRODUCTION

L'influence de l'alcoolisme chronique sur les maladies du foie était parfaitement connue des anciens. Galien, Avicenne et Fernel, en parlant des hydropisies qui survenaient fréquemment chez des individus faisant un grand excès de boissons spiritueuses, avaient observé la corrélation qui existe entre ces hydropisies, certaines affections hépatiques et des hémorrhagies multiples.

Arétée (De causis et signis morba, lib. I, cap. XIII) décrit une affection du foie sous le nom de squirrhe et qui présente l'aspect macroscopique de la cirrhose commune.

Plus tard Morgagni (De sedibus et causis morb., ep. XXXVIII), Vésale (Opera t. II), Baillie (The morb. anatomy, Londres 1818), Meckel (Handbuck der pathol. Anat. t. II, page 318), donnent plusieurs observations de malades, chez lesquels le foie était dur, point augmenté de volume, présentant de petites granulations tant à sa surface qu'à l'intérieur de l'organe et auquelles on avait désigné le nom de tubercules.

C'est à Laënnec que nous devons la première description exacte de la cirrhose avec atrophie du foie. L'observation qui lui a servi à cet effet était un cas de pleurésie hémorrhagique du côté gauche avec ascite et maladie du foie. Voici ce qui a trait à la lésion hépatique.

« Le foie, réduit au tiers de son volume ordinaire, se trouvait pour ainsi dire caché dans la région qu'il occupe; sa surface externe, légèrement mamelonnée et ridée, offrait une teinte gris jaunâtre; incisé, il paraissait entièrement composé d'une multitude de petits grains, de forme ronde et ovoïde, dont la grosseur variait depuis celle d'un grain de millet jusqu'à celle d'un grain de chènevis; ces grains, faciles à séparer les uns des autres, ne laissaient entre eux presque aucun intervalle dans lequel on pût distinguer encore quelque reste du tissu propre du foie; leur couleur fauve ou d'un jaune roux, tirant par endroits sur le verdâtre; leur tissu assez humide, opaque, était flasque au toucher plutôt que mou, et, en pressant les grains entre les doigts, on n'en écrasait qu'une petite partie; le reste offrait au tact la sensation d'un morceau de cuir mou. »

Il ajoute en note : « Cette espèce de production est encore du nombre de celles que l'on confond sous le nom de squirrhe. Je crois devoir la désigner sous le nom de cirrhose à cause de sa couleur. Son développement dans le foie est une des causes les plus communes de l'ascite, et a cela de particulier qu'à mesure que les cirrhoses se développent, le tissu du foie est absorbé et finit souvent, comme chez ce sujet, par disparaître entièrement, et que dans tous les cas, un foie qui contient des cirrhose perd de son volume, au lieu de s'accroître d'autant. Cette espèce de production se développe aussi dans d'autres organes et finit par se ramollir dans toutes les productions morbides. » (Obs. XXXV dans l'édition de la Faculté de médecine de Paris, 1879, page 589).

Kiernan en 1833 reprit le sujet et, grâce au concours avantageux d'instruments d'optique, parvint à décrire, assez exactement, l'altération anatomique fine de l'organe lésé.

Enfin M. le professeur Gubler, dans sa remarquable thèse d'agrégation en 1853, vient jeter une lumière nouvelle sur ces faits intéressants.

En 1859 parut à la Société de biologie une observation de MM. Charcot et Luys qui s'éloignait des faits connus jusqu'alors. « Dans la cirrhose commune, disent ces auteurs, l'altération se borne à investir les acini; les nouveaux tractus n'existent le plus souvent qu'à l'extérieur du tissu sécréteur du foie. Ici, au contraire, le mal pénètre plus profondément dans la partie active de l'organe; non-seulement il investit les acini, mais encore ses trabécules avancées vont jusque sur les cellules hépatiques qu'elles circonscrivent et qu'elles encadrent. » L'hypertrophie du foie, dans ces cas, est notable.

Requin, du reste, dès 1846, avait reconnu cette

forme de cirrhose à l'examen clinique. (Eléments de pathologie.)

En 1871, M. le Dr P. Olivier, dans l'*Union médicale*, démontre que la cirrhose hypertrophique est une forme à part et non pas le premier stade de la cirrhose commune dans laquelle, comme on le sait, existe une certaine augmentation de volume de l'organe.

M. Hayem, en 1874, dans les Archives de physiologie (Contribution à l'étude de l'hépatite interstitielle chronique avec hypertrophie), décrit aussi cette forme spéciale : « Lisse ou granuleuse, la cirrhose ordinaire est donc atrophique, et elle ne saurait comprendre les cas dans lesquels le foie présente une hypertrophie plus ou moins considérable. Ces derniers faits d'ailleurs ont été reconnus et mis à part. Depuis quelques années on les désigne habituellement sous le nom de cirrhose hypertrophique. Mais cette expression a été employée dans des circonstances multiples qui ne sont pas toutes comparables entre elles. » Pour M. Hayem, il y aurait deux variétés de cirrhose hypertrophique : une forme chronique et une forme aiguë.

M. Cornil, en 1874 (Arch. de physiol., mars), donna une remarquable et très-minutieuse description de cette forme spéciale. Mais il faut arriver jusqu'à la thèse de M. Hanot en 1875 pour avoir les documents les plus complets sur la cirrhose hypertrophique.

En somme, de l'examen de tous ces faits, on peut distinguer deux formes principales de cirrhose du foie : l'une avec atrophie de l'organe et généralement sans ictère, ayant en même temps une marche lente;

l'autre, au contraire, avec hypertrophie et s'accompagnant d'un ictère dépendant d'une lésion des canalicules biliaires.

Une heureuse occasion s'est présentée d'étudier une forme différente des deux variétés types, tant par les lésions anatomiques, les symptômes, que par la terminaison rapidement fatale. C'est dans le service de M. Lancereaux qu'il nous a été donné de nous procurer les matériaux nécessaires à l'édification de notre travail. Cependant nous ne nous sommes pas dissimulé les difficultés énormes que nous devions rencontrer en abordant l'histoire même d'un fait particulier de la pathologie du foie. Nous pensons toutefois avoir présenté des faits exacts, car ils reposent sur l'observation. C'est fort de cette méthode scientifique que nous soumettons notre travail à la bienveillance de nos juges.

Disons en terminant que nous avons préféré aux autres dénominations le mot *cirrhose* généralement accepté aujourd'hui. Nous l'employons ici dans un sens générique se rapportant aux affections interstitielles du foie.

Les travaux considérables de M. Lanceraux sur l'alcoolisme nous ont beaucoup aidé dans notre tâche, ainsi que les thèses de M. Hanot et de M. Dupont (De l'hépatite interstitielle diffuse aiguë, 1878).

Qu'il nous soit soit permis d'exprimer ici à M. le Dr Remy, directeur du laboratoire d'histologie de la Charité, nos plus vifs remerciements pour la bienveillance qu'il a eue à notre égard en nous prêtant le concours de sa haute science.

Observation I. — Alcoolisme chronique. Cirrhose avec hypertrophie du foie.

B..., âgé de 45 ans, coffretier, est entré le 10 mars 1879 à l'hôpital Saint-Antoine, salle Saint-Antoine, lit nº 28.

Interrogé sur ses antécédents, le malade prétend n'avoir jamais eu aucune maladie antérieure. Il ne peut pas nous donner des renseignements sur ses parents.

Depuis longtemps, paraît-il, il abuse des boissons alcooliques; aussi se plaint-il d'avoir de l'insomnie, des cauchemars, des envies fréquentes de vomir le matin à son réveil (pituites). De plus il a autrefois ressenti des douleurs qui se produisaient sur toute la longueur des membres inférieurs.

Depuis le 8 mars, le malade accuse une douleur assez vive ayant son siége dans l'hypochondre droit. A dater du même jour il a perdu l'appétit; ses digestions sont devenues très-pénibles et il a de la constipation. Ces symptômes ne se dissipant pas, s'aggravant plutôt avec une grande rapidité, il se décide à entrer à l'hôpital.

Voici quel est l'état du malade à son entrée.

11 mars. Le foie est très-douloureux à la percussion et à la palpation et déborde de deux travers de doigt le rebord des fausses côtes. La paroi abdominale est dilatée; néanmoins les veines sous-cutanées abdominales ne présentent pas de dilatation anormale.

La percussion permet d'obtenir assez facilement le phénomène du flot.

Il n'existe pas d'œdème des membres inférieurs.

La sécrétion urinaire est notablement diminuée. L'urine contient du pigment biliaire, elles sont foncées, mais la mousse est d'un jaune verdâtre. Le visage du malade présente une teinte ictérique plus marquée aux conjonctives. On ne trouve rien aux poumons, ni du côté de la rate si ce n'est qu'elle paraît un peu augmentée de volume. Rien au cœur.

M. Lancereaux diagnostique une cirrhose avec hypertrophie du foie, chez un individu notoirement alcoolique.

Le 12. Les sueurs sont moins abondantes que le jour précédent. T. axil. 37°,4.

Le 13. La douleur du côté du foie devient beaucoup plus violente. La langue est sèche et couverte de fuliginosités, ainsi que les lèvres.

Sueurs très-abondantes. Le malade est très-abattu. Le soir on lui administre un vomitif, à la suite duquel il rend une grande quantité de matières bilieuses. T. axil. 38°.

Le 14. Céphalalgie intense, facies plus ictérique encore. Urines plus foncées. Constipation, absence complète d'appétit. La douleur au niveau du foie augmente d'intensité. L'abdomen est beaucoup plus volumineux que lorsque le malade est entré à l'hôpital.

A l'auscultation on entend des râles nombreux dans toute l'étendue des deux poumons. On constate aussi un peu de matité à la base du poumon droit. L'ascite s'est accrue depuis hier. Le tympanisme abdominal est augmenté.

Pas de troubles de la sensibilité. T. axil. 36°,4 le soir.

Le 15. La respiration est stertoreuse. Les traits sont profondément altérés. Le malade est complétement abattu, il prononce quelques mots inintelligibles et succombe dans le coma à 10 heures du matin. T. axil. 36°,4.

Autopsie. — Absence d'œdème. A l'ouverture de l'abdomen on trouve un liquide séreux, citrin en assez grande abondance. L'intestin est fortement distendu par des gaz; des fausses membranes relient entre elles les anses intestinales. L'intestin grêle est congestionné dans toute son étendue. Le gros intestin l'est au contraire fort peu. Le grand épiploon injecté aussi est replié en haut du côté de l'estomac. Celui-ci est refoulé en haut sur le foie et le diaphragme. Le grand épiploon adhère au bord inférieur du foie, dans l'espace qui sépare la vésicule biliaire du sillon de la veine ombilicale.

Le mésentère est chargé de graisse. Le vésicule biliaire, volumineuse, paraît être distendue par des calculs. La mésentère adhère aussi au côté gauche de la rate, au bord inférieur du foie, au sillon de la veine porte et circonscrit ainsi une cavité remplie de membranes hépatiques blanchâtres, et quelques concrétions noirâtres de consistance molle, nageant dans un liquide qui paraît contenir du pus. Au-dessus du lobe droit du foie on trouve d'épaisses fausses membranes qui font adhérer cet organe à la face inférieure du diaphragme.

Foie volumineux pèse 2,530 grammes; sa surface est granuleuse ; son lobe gauche étant plus volumineux que le reste de l'organe lui donne une configuration qui se rapproche de la forme cubique. Sa couleur est jaune d'ocre, les bords sont tranchants, et il graisse fortement le scalpel. Sa consistance est assez ferme, se déchire difficilement. Dans la partie inférieure du canal cholédoque on voit de la bile et quelques petits fragments d'hydatides.

En somme il y a des concrétions irrégulières, membraneuses, colorées soit en noir, soit en vert foncé.

L'estomac présente dans le grand cul-de-sac quelques arborisations vasculaires. Au niveau du cardia les veines sont développées. Les vaisseaux de la partie inférieure de l'œsophage sont dilatés.

Les reins ont un volume normal. Ils se décortiquent aisément. Le étoiles de Verheyen sont peu développées. Leur substance corticale est légèrement décolorée. Ils pèsent chacun 170 grammes.

L'intestin est sain. On trouve dans l'intestin grêle quelques fragments d'hydatides.

La rate est un peu augmentée de volume et d'une consistance assez molle.

Les poumons sont le siége d'une congestion légère, cette congestion siége surtout à la base des deux poumons. Le poumon droit adhère fortement aux côtes, on trouve une congestion plus marquée dans son lobule inférieur ainsi que dans la gouttière costo-vertébrale.

La face antérieure du cœur est couverte d'une couche adipeuse peu abondante. Le myocarde est pâle, décoloré. A la base du cœur droit existent quelques caillots fibrineux. L'endocarde paraît sain. La valvule tricuspide l'est également. Le cœur gauche est épaissi ainsi que la valvule mitrale mais asssez légèrement. Les sigmoïdes sont saines, on voit quelques plaques blanchâtres sur la crosse de l'aorte. Quelques plaques blanchâtres d'endartérite se trouvent également au niveau du tronc cœliaque.

Les méninges sont légèrement congestionnées, un peu épaissies, opalescentes. La pulpe cérébrale ne présente rien de particulier. Les ventricules sont sains. Les artères Sylviennes présentent çà et là quelques nodosités sur l'une de leurs faces.

Voici maintenant les résultats de l'examen histologique qui a été fait par M. le Dr Remy, directeur du laboratoire de la Charité.

L'examen microscopique montre qu'il ne s'agit pas là d'une cirrhose hypertrophique ordinaire caractérisée par la multiplication du tissu conjonctif et des canalicules biliaires. Dans le cas que nous avons sous les yeux, le tissu conjonctif a déterminé deux ordres de lésions : 1° la lésion qui est dominante, c'est la multiplication du tissu conjonctif autour de chaque cellule du lobule. Ces cellules sont disséquées en quelque sorte, isolées les unes des autres par le tissu de nouvelle formation ; 2° à côté de cette sclérose autour de chaque cellule, il en existe une autre qui se voit de distance en distance. Cette disposition est pareille à celle qu'on observe dans la cirrhose commune avec atrophie du foie, ce sont des ceintures de tissu conjonctif disposées autour de groupes cellulaires, véritable cirrhose périlobulaire. Mais la première forme est de beaucoup celle qu'on voit le plus souvent dans nos préparations. Il est assez difficile de décider le point de départ de cette cirrhose, si elle a commencé par le centre ou la périphérie du lobule.

On constate qu'en certains points, qui doivent être ceux où existait la capsule de Glisson, le tissu de nouvelle formation est complétement privé de cellules hépathiques. Ces points ne renferment que des gros vaisseaux avec quelques canalicules biliaires, mais il est important de remarquer que ces voies biliaires ne sont pas multipliées et ne semblent nullement le siége d'une prolifération de cellules épithéliales que l'on puisse attribuer au catarrhe. Ces vaisseaux ne semblent pas être plus nombreux que ceux qu'on observe dans la cirrhose avec atrophie du foie.

Quant à la structure du tissu conjonctif, elle est dans la plupart des points constituée par une agglomération de petites cellules rondes formant de véritables foyers inflamatoires nouveaux. Dans d'autres points, le tissu conjonctif est formé par des fibres qui sont l'indice probable de la durée plus ancienne de son évolution.

Les cellules hépatiques qui sont entourées par ce tissu de nouvelle formation présentent, comme altération principale, une diminution de volume et il y a un certain nombre d'entre elles qui sont le siége d'une dégénérescence graisseuse. D'une manière générale, elles sont plutôt atrophiées.

En beaucoup de points, mais surtout là où il existe des groupes cellulaires non dissociés on trouve des foyers hémorrhagiques dans lesquels les globules sanguins sont très-nombreux et nettement reconnaissables, indice évident d'une congestion hépatique. Ces hémorrhagies sont presque aussi fréquentes que les foyers inflammatoires.

En résumé il semble que la lésion ici ait eu deux phases : une première poussée de tissu conjonctif qui a marché assez lentement et c'est probablement à cette époque que le tissu cicatriciel s'est formé, et les quelques lobules que nous avons constatés. Une deuxième poussée est survenue dans laquelle la lésion a marché beaucoup plus vite en dissociant chaque cellule et donnant des hémorrhagies multiples.

Comme dernier résultat, atrophie générale de toutes les cellules de l'organe.

Voici les résultats de l'examen histologique pratiqué à la Charité par M. le Dr Remy, directeur du laboratoire, sur un cas identique aux nôtres consigné dans la thèse de M. Dupont, 1878. Nous regrettons de ne pouvoir donner l'observation en entier faute d'espace.

Le foie était lisse à la coupe, et l'on n'apercevait pas à sa surface d'îlot distinct comme habituellement dans la cirrhose.

Sur une coupe examinée au microscope à un faible grossissement, on constate de suite que la plupart des cellules du foie sont graisseuses, mais de plus, on observe que la veine centrale du lobule est entourée par une zone de tissu conjonctif facile à voir par la coloration rouge plus foncée qu'il a prise sous l'influence du carmin. On remarque un état semblable à la périphérie des lobules ; la capsule de Glisson a été le point de départ d'une hyperplasie conjonctive qui s'étend en rayonnant.

On ne voit point de ceinture complète autour d'un lobule ; il paraît, à ce grosissement, exister, au contraire, une infiltration diffuse des éléments du tissu conjonctif entre les cellules hépatiques, et cette infiltration a son centre dans tous les points où l'on trouve à l'état normal le tissu conjonctif en certaine abondance, c'est-à-dire la capsule de Glisson et, d'autre part, l'enveloppe des vaisseaux sus-hépatiques.

A un plus fort grossissement, on constate qu'au niveau des vaisseaux portes, l'altération du tissu conjonctif est formée par la multiplication des éléments fusiformes et ronds de ce tissu ; tout à fait à la périphérie, les éléments ronds existent seuls ; on distingue dans cette gangue conjonctive l'artère hépatique, la veine porte, des capillaires, des canalicules biliaires ; ces derniers ne sont pas dilatés ni augmentés de volume.

Comme on avait déjà pu en juger à l'aide d'un petit grossissement, cette sclérose n'est pas nettement limitée par un bord tranché comme habituellement dans la cirrhose; au contraire, il existe un nombre considérable de prolongements qui s'enfoncent dans le lobule; on voit que chaque cellule est circonscrite par une zone de sclérose qui est 2 ou 3 fois plus épaisse que la cellule hépatique elle-même; cette zone conjonctive péri-cellulaire diminue d'épaisseur à mesure qu'on s'enfonce dans le lobule.

La même distribution de l'altération s'observe dans les environs de la veine sus-hépatique.

Quant aux cellules propres du foie, celles qui sont entourées par une zone épaisse de sclérose sont tout à fait altérées; leurs parois sont flétries; elles sont remplies par quelques gouttelettes irrégulières de matière grasse, ou bien elles ne contiennent plus que quelques granulations jaunâtres. Le noyau a disparu. Les autres cellules comprises dans les limites de cette gangue conjonctive sont altérées plus ou moins dans le même sens. Dans la partie la plus éloignée de ces foyers de sclérose, les cellules sont encore altérées. Les unes sont remplies par des gouttelettes de graisse comme dans le foie gras; les autres, en très-petit nombre, possèdent toutes leurs parties constituantes, mais sont hypertrophiées.

M. le Dr Dupont fait suivre cet examen histologique des réflexions suivantes :

En résumé, il s'agit là d'une infiltration diffuse des éléments du tissu conjonctif qui a débuté par les endroits où existe ce tissu à l'état normal et qui a fusé dans les intervalles des cellules, comprimant et détruisant ces dernières. A proprement dire, il n'existe plus de tissu hépatique intact et dans les rares points où l'altération conjonctive n'a pas pénétré, les cellules sont envahies par la graisse.

Cette altération a-t-elle pour point de départ les canaux biliaires comme dans la cirrhose dite hypertrophique? Y a-t-il là une périangiocholite? Nous ne le pensons pas, parce que l'altération est tout aussi avancée au pourtour de la veine subhépatique, où il n'y a pas de canaux biliaires et parce queles canaux biliaires ne présentent pas l'altération qu'on leur a décrite. Le point de départ probable est le système vasculaire et la propagation s'est faite le long des capillaires.

Les deux observations qui suivent ont été communiquées par M. Lancereaux et publiées dans la thèse de M. le Dr Dupont 1878.

Observation II.

La nommée Oliv..., femme Cl..., âgée de 38 ans, couturière, est entrée le 29 août 1862, à l'Hôtel-Dieu, salle Saint-Bernard, n° 1, dans le service de M. le professeur Rostan.

Cette femme est grande, robuste ; elle n'a jamais eu de syphilis ni aucune maladie grave. Se figure annonce un certain degré d'hébétude, son intelligence est obtuse et les renseignements sont difficiles à obtenir d'elle. Elle nous raconte cependant qu'elle boit beaucoup d'eau-de-vie, qu'elle est atteinte de jaunisse depuis la semaine, et que depuis cette époque, elle a une diarrhée abondante; de plus, elle a quelquefois des garde-robes noires.

A son entrée, nous constatons un tremblement des lèvres et des mains, un léger embarras dans la parole, des contractions spasmodiques dans les muscles de l'avant-bras et de la jambe, une atrophie et une faiblesse très-grandes dans les membres. La marche est impossible.

Les yeux sont saillants ; on observe une coloration verdâtre sur toute la peau. Point d'épistaxis, point d'hématémèses. Les urines sont rouges ; la miction et la défécation sont gênées, une eschare assez étendue existe au sacrum. L'abdomen est très-météorisé.

Peau chaude. Pouls un peu plus fréquent.

Ces symptômes vont en s'aggravant.

L'adynamie augmente de plus en plus ; le pouls devient plus fréquent, la malade tombe dans une somnolence profonde ; enfin, la mort arrive le 6 septembre.

Autopsie. — Le cœur n'est pas augmenté de volume ; il est mou et chargé de graisse. Les poumons et les reins n'offrent aucune altération.

Dans la rate, existe un petit tubercule jaune, arrondi et granuleux, qui paraît dû à une altération de la substance splénique.

Le mésentère est chargé de graisse.

La muqueuse stomacale est ardoisée, épaissie, et présente en quelques points des taches ecchymotiques et peut-êtres des cicatrices.

Le foie déborde les côtes de deux ou trois travers de doigt ; il est remarquable par sa dureté et sa coloration ocreuse, un peu ratatiné. La surface présente de petites saillies de la grosseur d'une tête d'épingle. A la coupe, la coloration n'est pas sensiblement différente ; au toucher, on a la sensation d'un velouté qui tient à une exsudation huileuse composée, en grande partie, de cellules grasses, dans lesquelles on trouve des cristaux de margarine. En râclant avec le scalpel, on aperçoit sur la surface de section une multitude de petits points semblant se continuer entre eux, et former de petits lobules entourés d'use substance conjonctive hypertrophiée.

Les cellules hépatiques sont en grande partie détruites ; celles qui restent sont remplies par une substance grasse et déformée. Au pourtour, existent une substance amorphe et de nombreuses fibres de tissu conjonctif accolées par cette même substance. Ces fibres se présentent, les unes sous forme de faisceaux tortueux, les autres sont rectilignes.

La vésicule est remplie par de la bile très-claire qui contient beaucoup de granulations.

La dure-mère est injectée au niveau des cornes sphénoïdales.

Observation III.

Mon..., commissionnaire, âgé de 34 ans, entre à l'hôpital de la Pitié, salle Saint-Benjamin, service de M. Empis, le 11 septembre 1866.

Homme robuste, adonné aux boissons alcooliques, boit en moyenne trois litres de vin par jour, de l'eau-de-vie, etc.

D'une santé habituellement bonne, il est en ce moment-ci atteint d'inappétence et d'une constipation que n'ont pu vaincre deux pilules purgatives.

Il présente un léger degré d'ictère et de la prostration ; la veille, il a eu une épistaxis.

13 Septembre. Ictère très-marqué. Céphalalgie violente. — Purgatif infructueux, détermine des vomissements. Saignée de 250 grammes.

Le soir, céphalalgie aussi intense; le malade commence à délirer, le délire se continue toute la nuit. Le malade a des hallucinations. Sueurs, le matin.

Le 14. Epistaxis cette nuit. Taches ecchymotiques sur le tronc et la face interne des membres. Urines rougeâtres, ne précipitant ni par la chaleur, ni par l'acide nitrique. — 10 grammes d'extrait thébaïque en potion.

Le 15. Le délire persiste. Constipation opiniâtre, malgré des lavements purgatifs. — Potion avec musc.

Le 16. Coma depuis la veille au soir. Ne réagit pas contre les pincements. Sinapismes sans action. Secousses convulsives dans les membres et à la face.

Le 17. Le coma persiste. Hoquet toute la journée. Trismus. — 60 grammes d'huile de ricin provoquent des selles continues. 5 ventouses scarifiées sur le foie.

Le 18. Toujours de l'ictère, qui est jaune verdâtre prononcé. Refroidissement. Pouls insensible. Mort dans le coma.

Autopsie. — Le cadavre ayant été enlevé le matin, les poumons, le cœur et le cerveau n'ont pu être examinés, ainsi que le tube digestif.

Foie volumineux, présente 30 centimètres en largeur, et 27 en hauteur; il est d'une teinte jaune d'ocre, à surface lisse sans granulations. A la coupe, taches noires multiples situées principalement au voisinage des vaisseaux veineux. Tissu ferme, criant légèrement sous le scalpel, peu granuleux.

Rate un peu volumineuse, friable, abondamment pigmentée.

Reins volumineux, à surface lisse.

Examen histologique du foie. — Épaississement très-manifeste de la trame conjonctive à la circonférence des lobules; noyaux multiples arrondis. Traînées de fibres ondulées fines.

Cellules volumineuses, peu modifiées dans leur forme, contenant des granulations grisâtres abondantes, et peu de granulations graisseuses.

Obs. IV. — (tirée des Bulletins de la Société anatomique, année 1861, p. 121).

M. Blachez présente le foie d'un jeune soldat, âgé de 23 ans, qui a succombé à un ictère grave.

Apporté à l'hôpital, le 3 février, cet homme était dans un état d'adynamie profonde. La peau présentait une teinte ictérique pâle ; les pupilles étaient remarquablement dilatées ; le pouls petit, misérable, très-fréquent. La maladie date de trois jours. Depuis son entrée au service, ce jeune soldat n'avait jamais eu d'affection grave ; jamais il n'avavait été atteint de jaunisse.

Dans la nuit, déjections abondantes de matières bilieuses, parmi lesquelles se trouve une certaine quantité de sang, venant probablement de la vessie. Douleurs légères à la région du foie ; l'organe ne paraît pas augmenté de volume.

Le 4, à la visite, ictère général pâle ; pas d'injection de la sclérotique ni de dilatatation de la pupille ; figure altérée, narines pulvérulentes, bouche fuligineuse, lèvres décolorées.

La région hépatique est douloureuse et la percussion n'y peut être pratiquée ; il ne semble pas que le volume du foie soit sensiblement augmenté. Pouls 146, misérable. Tendance au refroissement et à la cyanose (prescription : 6 ventouses scarifiées ; sulfate de quinine 1 gramme).

Dans la journée, l'état s'aggrave rapidement ; le malade s'agite incessamment et paraît souffrir beaucoup. L'intelligence est conservée ; les réponses sont assez précises, autant que le comporte l'abattement profond du malade. Un demi-verre de sang environ a été rendu par la verge ; le sang est presque pur et fluide. Pas d'épistaxis, pas d'ecchymoses cutanées. Pouls 150. Dyspnée considérable (56 respirations) et progressive. Pas de phénomènes convulsifs. Cet état persiste sans modification notable autre que l'augmentation de la dyspnée jusqu'à quatre heures et demie du soir, heure à la quelle le malade succombe en vomissant quelques gorgées de bile.

Autopsie. — Le foie n'est pas considérablement augmenté de volume ; il est d'un jaune d'ocre, et toute la surface en est mamelonnée ; les mamelons sont de la grosseur d'un pois. L'organe est très-lourd ; son tissu offre une résistance considérable, et le doigt n'y pénètre qu'avec peine. A la loupe, on voit les mamelons séparés les uns des autres par des tractus blanchâtres, d'apparence fibreuse.

La veine porte, les vaisseaux hépatiques, les vaisseaux biliaires paraissent sains. La veine cave inférieure contient une grande quantité de sang liquide.

Les reins sont fortement congestionnés. La rate est doublée de volume et indurée. La vessie est distendue par du sang. Le tube intestinal est teint en jaune par la bile; il ne contient pas de sang. Le cœur est flasque; caillots mous dans les cavités droites. Poumons très-petits sans traces de congestion. Examen histologique pratiqué par M. Luys.

Le foie offre à la coupe une certaine résistance; sa consistance est exagérée, sa coloration jaunâtre, etc.

L'examen anatomique fait constater la production de tissu plasmatique de nouvelle formation au milieu même du stroma de l'organe. Ce tissu plasmatique est caractérisé par l'existence de fibres fusiformes plus ou moins allongées et plus ou moins tassées entre elles; dans les quelques points où ce tissu n'est pas arrivé à son entier développement, il se présente sous l'aspect de noyaux libres et de cellules à noyaux de dimensions variées. Tous ces éléments passaient par les formes intermédiaires, depuis la première période d'apparition jusqu'aux formes qui caractérisent le développement le plus complet. Il faut ajouter encore que c'est principalement aux dépens des capillaires extra-lobulaires que cette prolifération des éléments nouveaux s'était effectuée.

Non-seulement le travail néo-plasmatique investit les acini à l'extérieur, mais encore il envoie des prolongements fusiformes jusque dans l'intérieur même de ces acini; et alors, chaque cellule hépatique se trouve cerclée de toutes parts par ces fibres fusiformes de nouvelle formation qui lui forment comme un encadrement fibreux. Toutes les cellules hépatiques sont encore intactes quant à la forme.

Quelques cellules sont à l'état normal; d'autres, en plus grand nombre, sont remplies de granulations très-fines; on ne trouve pas de globules graisseux bien accusés.

Obs. V. — Alcoolisme chronique. Cirrhose hypertrophique. Mort dans le coma. Autopsie. Tableau de l'urée des 24 heures. (Obs. tirée de la Clinique médicale de la Charité par M. le professeur Vulpian.)

Le nommé B... Claude, âgé de 57 ans, garçon de bureau.

Entré le 1er mars 1877, salle Saint-Jean-de-Dieu, lit n° 12.

Antécédents. — Fièvre paludéenne en 1848, elle aurait duré six mois.

Ce malade raconte que, depuis deux ans, il se livre volontairement à l'alcoolisme dans un but de suicide, il a eu de grands chagrins. En même temps il restreignit son alimentation remplacée par les boissons spiritueuses. Il dit que, depuis 17 mois, à la suite d'un nouveau chagrin, il a doublé la dose quotidienne d'alcool ingéré. Il y a environ 2 mois, il ressentit des douleurs vives s'irradiant dans le thorax. Au bout d'un mois, ses pieds commencèrent à enfler. Puis l'enflure envahit la jambe, la cuisse et occupa bientôt tout l'abdomen.

A la suite d'un traitement dont la base fut la digitale et le régime lacté, cet œdème diminua beaucoup, mais sans jamais disparaître complètement. Le malade put néanmoins reprendre ses occupations.

Il y a un mois, l'œdème a augmenté considérablement, et, depuis trois semaines, est apparu un ictère assez prononcé.

État actuel. — Le malade, dont l'embonpoint est notable, est complètement jaune ; l'ictère est général. Les sclérotiques, les conjonctives ainsi que la force inférieure de la langue sont jaunes. Les membres inférieurs sont le siége d'un œdème considérable.

Le ventre est distendu uniformément, et la percusrion y dénote une matité complète dans les parties déclives. En faisant incliner le malade, successivement sur le côté gauche et sur le côté droit, on note que le liquide de l'abdomen est mobile, et qu'il se déplace avec la plus grande facilité ; d'ailleurs sa proportion est peu considérable.

Le cœur présente un bruit de souffle prolongé au premier temps.

1° Ce souffle s'entend à la base jusque vers la carotide droite.

2° A la pointe, les battements sont réguliers. Les artères sont arothémateuses ; pas de fièvre.

Les digestions se font bien ; l'appétit est bon, cependant le malade vomit fréquemment, surtout le matin ; les selles sont normales comme quantité, mais elles sont décolorées ; pas de diarrhée ni constipation. Le malade dit avoir considérablement maigri. Les doigts présentent le tremblement alcoolique. Les membres inférieurs sont considérablement œdématiés ; les cuisses, elles-mêmes, sont envahies par l'œdème. Le sommeil est à peu près perdu ; il est troublé par des rêves, des cauchemars. L'œil droit atteint de cataracte est complètement aveugle. L'œil gauehe commence à être affecté à son tour de la même façon. Le malade tousse depuis quelque temps ; mais l'auscultation ne révèle que quelques râles sibilants, disséminés dans la poitrine. Epistaxis peu abondantes de temps à autre. L'examen des urines, qui sont rares, foncées, y dénote la présence du pigment biliaire, et d'une notable quantité d'albumine, indépendante de la résine biliaire.

Le 2. Traitement. Lavement purgatif. Deux pilules de cynoglosse de 0,15 centigr., une le matin et une le soir. Onctions, soir et matin, sur les régions abdominales supérieures avec la pommade suivantes: Axonge 30 gr. extrait de belladone, 6 gr.; iodure de potassium 4 gr., 3 granules de dioscoride chaque jour. Tisane de chiendent. Bouillon.

Le 3. A la place des pilules de cynoglosse on donne 3 gr. de chloral.

Le 4. L'appétit est nul. Le malade divague pendant la nuit ; 4 gr. de chloral.

Le 5. Potion de Todd. Chloral. Un peu de diarrhée.

Le 12. Le malade est pris, dans la soirée, d'une sorte d'attaque apoplectique ; il n'a rien dit de toute la nuit.

Le 13. Etat demi-comateux depuis la veille.

Le bruit du souffle cardiaque s'est exagéré. Les membres sont flasques, en résolution, sans contractures ni paralysies. Cependant le malade répond encore aux questions et il peut porter ses deux mains à sa tête. La sensibilité est intacte.

Le 14. L'état comateux a augmenté ; le malade essaye de répondre aux questions mais n'y parvient pas. Le bruit de souffle est encore accru, tant à la pointe qu'à la base du cœur. Le malade ne fait aucun mouvement ; on aperçoit seulement quelques contractions des muscles de la face. On note aussi une grande tendance de la tête à s'incliner à gauche. De ce côté, la face présente un œdème notable. Il s'écoule du nez un liquide puriforme ; les membres sont flasques, cependant ils retombent encore avec une certaine lenteur lorsqu'on les a élevés en l'air.

Le 15. Le coma est complet ; flaccidité absolue des membres ; le souffle cardiaque est très-intense et s'entend très-loin de la base et de la pointe ; le pouls est fort.

Le 16. Congestion et œdème considérable de toute la face, surtout à droite. Mort le 16 mars à 5 heures du soir.

Autopsie. Poumon gauche. Trace d'emphysème à la base et au bord antérieur. Pas de noyaux d'apoplexie ; pas de tubercules.

Poumon droit. Congestion hypostatique notable de la partie postérieure du lobe inférieur, par la pression on extrait une grande quantité de sérosité sanguinolente. Pas de tubercules, pas de noyaux d'apoplexie. Emphysème très–marqué du sommet et du lobe supérieur.

Cœur. Pas de plaques de péricardite. La valvule mitrale présente un épaississement notable. Un peu d'épaississement athéromateux des valvules aortiques, mais sans trop d'endocardite récente. Aucune lésion des appareils valvulaires du cœur droit. L'orifice auriculo-ventriculaire droit est manifestement dilaté. Le myocarde est mou, couleur feuille morte. La crosse de l'aorte présente quelques plaques jaunes dans l'épaisseur de la tunique interne ; ce sont celles du premier de l'athérome

Cavité abdominale. Foie. Très-augmenté de volume ; il présente à sa face supérieure des irrégularités ; bosselures très-nettes sur le lobe gauche et le bord antérieur. La capsule est le siége d'une périhépatite sur toute la face supérieure du lobe gauche. La face inférieure de l'organe présente aussi des bosselures mais moins prononcées. En sectionnant le foie, le couteau crie comme en pénétrant dans un tissu fibreux ; les surfaces de coupe présentent une coloration marbrée très-marquée.

C'est le premier degré de la cirrhose.

Par places on voit de petites granulations jaunes entourées de lignes brunes (vaisseaux), et du tissu conjonctif très-abondant. Pas de calculs dans la vésicule biliaire. Liquide, citrin, dans la cavité abdominale ; deux litres environ.

Rate. Enorme. Elle est grosse comme les deux poings ; la surface externe est le siége d'une périsplénite très-évidente.

Rein gauche. Volume normal ; pas d'épaississement de la capsule. La coupe montre que son tissu a une teinte cyanique prononcée. Pas de dégénérescence graisseuse de l'épithélium, la capsule s'enlève très-facilement. Rein droit, même état.

Estomac. — Il est dilaté ; à l'ouverture on trouve, sur le cul-de-sac gauche, des ecchymoses nombreuses ; épaississement très-marqué des tuniques.

La vessie est petite, sur sa muqueuse, trace de catarrhe chronique ; pas de calculs.

La face inférieure du cerveau ne présente rien à noter ; pas d'épaississement des méninges au niveau de la scissure de Sylvius. Sur le lobe gauche à la face supérieure des méninges, au niveau des circonvolutions frontales marginales antérieures et postérieures, sont épaissies et le siége de petits dépôts purulents. Ces dépôts sur la circonvolution frontale supérieure, près du bord interne du cerveau, à 2 centimètres en avant de la circonvolution marginale antérieure. Les méninges ne sont pas très-adhérentes aux circonvolutions. Sur des coupes transversales, le tissu cérébral paraît sain ; seulement il est œdémateux. Au lobe droit mêmes altérations, les méninges sont un peu plus adhérentes de ce côté.

Le 11. *Dosage de l'urée.* — 2 portions, urine en 24 heures, 1 litre ; urée 10 gr. 415. 12 mars 1 portion, urine 2 litres en 24 heures. Urée 15 gr. 650.

Observation faite à la température de 15°.

A partir du 13 mars, on a constaté un certain degré d'incontinence d'urine et les observations sur la proportion de l'urée des vingt-quatre heures sont devenues impossibles.

Nous publions ici cette observation qui nous paraît présenter une très-grande analogie avec les cas particuliers qui nous concernent, tant au point de vue clinique qu'au point de vue de l'examen macroscopique des organes. Nous regrettons seulement de ne point trouver, dans cette observation, une démonstration histologique ; peut-être aurions-nous pu constater ici un cas de plus se rapprochant des nôtres.

Obs. VI.— Cirrhose hypertrophique du foie d'origine alcoolique, par M. le Dr Aug. Ollivier (Mémoire de la Société de biologie, 1865, 4 série, t. II, p. 210).

La nommée S..., couturière, âgée de 30 ans, entrée à l'Hôtel-Dieu, salle Saint-Antoine, n° 27 (service de M. Grissolle), le 10 novembre 1865.

Née de parents bien portants, elle a presque toujours elle-même joui d'une bonne santé. A aucune époque elle n'a présenté de manifestations scrofuleuses ou rhumatismales. Elle eut un enfant à l'âge de 19 ans et quitta alors sa famille pour aller vivre à Paris. Depuis cette époque elle se livra fréquemment à des excès de boisson (vin, eau-de-vie, bière). A la suite de ces excès elle éprouvait un peu de tremblement des mains pendant vingt-quatre ou quarante-huit heures; elle avait aussi une légère *pituite* qui durait quelques jours, mais jamais elle n'eut de véritable attaque de delirium tremens ; en outre son sommeil était bon et ne s'accompagnait point de ces rêves particuliers aux ivrognes. Disons enfin que jamais non plus elle n'eut d'accidents syphilitiques; un examen attentif ne révéla aucune trace d'accidents de ce genre.

Il y a deux mois, elle éprouva pour la première fois une sensation de pesanteur, puis une douleur dans l'hypochondre droit et la région épigastrique ; son ventre devint plus dur et augmenta graduellement de volume, au point de rendre la marche très-gênée. Ce fut alors qu'elle se fit conduire à l'Hôtel-Dieu, et voici dans quel état on la trouva le 10 novembre au soir : embonpoint considérablement dû bien plus au tissu adipeux qu'au développement des masses musculaires ; coloration blanchâtre, comme cireuse, de tout le tégument externe ; pas de teinte ictérique des conjonctives. Langue humide et non couverte d'enduits; soif assez vive, perte d'appétit, mais ni nausées ni vomissements ; garde-robes régulières; ventre très-ballonné; sensation de pesanteur dans l'hypochondre droit et la région épigastrique. La malade n'accuse de véritable douleur que lorsqu'on pratique la palpation ou la percussion. Le bord supérieur du foie remonte jusqu'à 1 centimètre environ au-dessous du mamelon; son bord inférieur descend jusqu'à une ligne transversale passant à trois travers de doigt au-dessous de l'ombilic. En déprimant la paroi abdominale, on peut suivre le bord du foie qui se prolonge vers l'épigastre et même un peu vers l'hypochondre gauche. La palpation ne révèle aucune bosselure du foie qui donne une sensation de résistance bien accusée. Le météorisme permet difficilement de mesurer avec exactitude les dimensions de la rate, qui néanmoins ne semble point augmentée. L'urine est trouble, mais ne contient point d'albumine; on ne rechercha pas s'il y avait du sucre. Les appétits vénériens sont peu développés. Pouls à 100, régulier. Rien de particulier du côté du cœur. Respiration, 44 ; murmure vésiculaire un peu rude ; pas de toux, pas d'épistaxis. Anesthésie et analgésie presque complète à la face interne des cuisses. Si l'on presse fortement les masses musculaires en ces points, la malade ressent un peu de douleur. Il existe aussi, mais à un moindre degré, de l'anesthésie et de l'analgésie aux parois abdominales et au-devant du sternum. La vue, l'ouïe, l'odorat et le goût sont intacts ; légère céphalalgie frontale; absence complète de phénomènes ictériques. En présence d'une pareille augmentation de volume du foie, qui ne paraît pas ancienne, M. Grisolle prescrit des douches froides ; mais, au bout de cinq à six jours, la malade est prise d'un mouvement fébrile et présente tous les signes d'une bronchite assez intense. Les douches sont supprimées. Les râles, sibilants et ronflants, deviennent plus abondants et la dyspnée plus considérable.

Le 25 novembre. Indépendamment des râles de bronchite on constate de l'obscurité du son, quelques râles crépitants, un peu de souffle en arrière et à droite, expectoration muqueuse, non sanguinolente.

Le 29. Les mêmes phénomènes locaux persistent, la toux est quinteuse et provoque un vomissement. Pouls à 130; respiration très-accélérée. On applique des ventouses scarifiées, puis un vésicatoire en arrière et à droite de la poitrine. — Emétique en lavage.

Le 1er décembre. Oppression très-grande; toux fréquente, crachats muqueux et aérés; râles sibilants et ronflants disséminés dans toute la hauteur des deux poumons; le souffle et les râles crépitants persistent en arrière et à droite, mais il n'y a que de la submatité. Une garde-robe non diarrhéique.

Le 3. La gêne de la respiration est encore plus grande que les jours précédents; même signes à l'auscultation et à la percussion. La face est un peu cyanosée et les extrémités sont refroidies. La malade tousse beaucoup et prend de plus en plus une teinte asyhyxique. Mort subite à quatre heures du soir.

Autopsie. — Quarante heures après la mort et par une température froide. Le crâne n'est pas ouvert.

Thorax. — Pas de liquide dans les plèvres. Les poumons sont libres d'adhérences; tous les deux sont le siége d'une forte congestion qui cependant est beaucoup plus prononcée dans le lobe moyen du poumon droit. A l'incision il s'écoule une grande quantité d'un liquide sanguinolent; on ne découvre aucun noyau d'aploplexie, ni aucune trace d'hépatisation. Du reste le tissu pulmonaire plongé dans l'eau surnage facilement. Les bronches sont remplies d'un mucus jaunâtre et sanguinolent. Leur muqueuse examinée aussi loin que possible présente une coloration rouge presque uniforme.

Le *péricarde* ne contient pas non plus de liquide. Le cœur a son volume normal, mais il est entouré d'une couche adipeuse assez épaisse, véritable surcharge graisseuse. Le tissu propre de l'organe a sa coloration habituelle, et l'examen microscopique ne relève l'existence que de quelques granulations graisseuses dans la fibre musculaire. Les orifices artériels et auriculo-ventriculaires ne sont pas altérés. Dans le ventricule droit existe un caillot fibrineux, blanc jaunâtre, partant des colonnes charnues et se prolongeant dans l'artère pulmonaire dont il suit la bifurcation, il conserve encore le caractère fibrineux dans une étendue de 8 à 10 centimètres, puis devient noirâtre; sa consistance n'est pas grande et au microscope on n'y découvre que des granulations fibrineuses; on trouve également un peu de sang dans le ventricule gauche, mais ce sang est fluide et noir.

Abdomen. — Pas de liquide ascitique.

Le foie occupe la plus grande partie de l'abdomen et refoule les intestins en bas et à gauche. Il présente une coloration jaunâtre, et est remarquable par une consistance insolite. Son poids est de 3 kil. 1/2. Voici ses dimensions : longueur 35 centimètres; largeur, 28 centimètres; épaisseur, 19 centimètres. La surface du lobe droit est lisse, mais celle du lobe gauche est inégale, et offre des petites saillies ayant la forme de granulations.

L'examen microscopique, fait avec le concours de M. le Dr Ranvier, nous montre à un faible grossissement les lobules hépatiques séparés par des intervalles assez considérables. Un plus fort grossissement permet de constater que ces intervalles sont remplis par du tissu conjonctif proliféré et riche en noyaux et cellules de nouvelle formation. Les cellules hépatiques ne sont pas déformées, mais elles renferment un certain nombre de gouttelettes graisseuses. Il n'existe pas de graisse libre en dehors des cellules hépatiques. — L'iode et l'acide sulfurique ne donnent pas la réaction caractéristique de la dégénérescence amyloïde.

La vésicule biliaire est asssez distendue ; la bile qu'elle contient présente tous ses caractères normaux ; les conduits biliaires sont intacts. La rate est congestionnée et de consistance assez ferme ; ses dimensions sont : hauteur, 16 centimètres; largeur, 11 cent.; épaisseur, 4 cent. Les reins ont l'aspect normal, et l'examen microscopique n'y révèle aucune altération. Enfin il n'y a rien à signaler du côté des organes génito-urinaires. Il s'agit évidemment d'une cirrhose caractérisée par la consistance insolite du foie, l'aspect granulé d'une partie de cet organe, et surtout par la prolifération du tissu connectif entourant les acini hépatiques. De plus, il s'agit d'une cirrhose de date récente, comme le prouvent à la fois les commémoratifs et l'examen anatomique.

La malade fut prise il y a deux mois, pour la première fois, d'une sensation de pesanteur dans l'hypochondre droit; on peut donc rapporter à ce moment le début de l'affection hépatique qui ne fit ensuite que progresser avec une grande rapidité. D'une autre part l'examen microscopique révéla dans les intestins des éléments anatomiques qui n'étaient encore que cellulaires, et dont le développement par conséquent ne remontait pas à une époque éloignée.

Signalons encore dans cette observation l'augmentation de volume du foie, qui était si considérable qu'à un examen superficiel on pouvait croire tout d'abord à une simple dégénération graisseuse sans cirrhose concomitante. Or le doute n'est pas possible ici, comme nous l'avons vu plus haut. Quant aux granulations graisseuses qui infiltraient les cellules hépatiques, leur existence n'a rien d'extraordinaire, d'abord parce que la malade se livrait à des excès alcooliques, ensuite parce que la coïncidence des deux dégénérescences n'est point un fait rare. « Dans près de la moitié des cas de cirrhose soumis à mon observation, dit Frerichs (*Traité des maladies du foie et des voies biliaires*, 2ᵉ édition, 1866, p. 295), j'ai reconnu la coïncidence d'une dégénérescence graisseuse des plus prononcées. Cette dégénérescence peut la plupart du temps être attribuée aux troubles nutritifs que l'inflammation chronique fait subir à la glande. »

ANATOMIE PATHOLOGIQUE.

A l'ouverture du corps des individus qui ont succombé à cette affection, il s'écoule quelquefois une certaine quantité d'un liquide citrin, assez fluide, ne dépassant généralement pas 2 litres. Nous l'avons observé chez le sujet de l'observation I. Dans plusieurs observations, ce liquide fait complétement défaut.

De fausses membranes, les unes assez résistantes, d'autres beaucoup plus lâches font adhérer le foie aux organes voisins. Dans l'observation I il existait plusieurs de ces fausses membranes qui faisaient relier le grand épiploon au bord inférieur du foie. Le mésen tère est fortement chargé de graisse.

L'examen à l'œil nu du foie nous montre que cet organe est considérablement augmenté de volume et atteint quelquefois l'énorme chiffre de 3,500 grammes. C'est le lobe gauche qui,.le plus souvent, est le siége d'une hypermégalie plus prolongée que dans le reste de l'organe, ce qui lui donne une forme prismatique rectangulaire se rapprochant de la forme cubique Dans les cas que nous avons observé il ne semblait pas y avoir de périhépatite, et le foie conserve ses bords tranchants. Il est de couleur jaune d'ocre, présente une certaine résistance à la pression, crie sous le scalpel et graisse fortement les doigts. Sa surface est composée le plus souvent par de petites granulations, il n'y a pas de bosselures comme cela s'observe dans la cirrhose commune. Cette surface quelquefois est parfaitement lisse. Les vaisseaux hépatiques ne paraissent être le siége d'aucune altération caractéristique.

L'examen histologique, dans l'espèce, est d'une très-grande importance. C'est lui qui va nous montrer les altérations anatomiques les plus intéressantes.

La lésion prédominante est une prolifération considérable de tissu conjonctif de nouvelle formation. Ce tissu est constitué par une agglomération de petites cellules rondes formant des foyers inflammatoires autour de chaque cellule hépatique et qui sont évidemment de date récente. Dans d'autres points, ce tissu est composé de fibres. Cet envahissement de l'organe par le tissu conjonctif agit d'une manière fâcheuse sur les cellules hépatiques. il les comprime de toutes parts et les atrophie. Cependant quelques cellules échappent à cette compression et se remplissent d'éléments graisseux. Cette dernière particularité s'observe plus souvent dans les cas où le processus morbide a marché lentement. Au contraire, chez les individus des observations I, IV et chez lesquels la maladie avait eu une mache très-rapide (de quatre jours dans un cas, de six jours dans un autre), le tissu conjonctif nouveau a été si considérable que les cellules ont présenté, plus particulièrement, la première disposition anatomique et il y en avait peu qui avaient subi la transformation graisseuse.

L'examen histologique du foie de notre malade de l'observation I nous a montré une particularité fort intéressante et que nous n'avons observé nulle part ailleurs.

Nous avons étudié ce foie au laboratoire d'histologie de l'hôpital de la Charité et sous la direction savante de M. le Dr Remy, son chef.

Plusieurs coupes, préparées avec le plus grand soin, nous ont montré ici deux marches distinctes et bien caractérisées dans l'évolution de la maladie. Dans une première phase, le foie de ce malade a été évidemment atteint d'une cirrhose commune annulaire qui a marché d'une manière pour ainsi dire latente et dont le malade n'aurait pas eu conscience. Du reste, la présence de cicatrices anciennes autour de plusieurs groupes de cellules (cirrhose annulaire) nous permet une pareille interprétation.

Puis est survenue une seconde poussée, celle-ci aiguë, s'établissant très-rapidement, revêtant toutes les allures que nous avons essayé de décrire dans notre travail et amenant une issue fatale pour le malade en l'espace de six jours. Cette deuxième poussée n'avait plus la même disposition dans le foie; ce n'étaient plus des groupes de cellules que le tissu conjonctif circonscrivait, mais chaque cellule elle-même en particulier, la séparant en quelque sorte de ses voisines.

L'estomac présente les altérations qui surviennent chez les alcooliques : arborisations vasculaires, développement des veines, etc.

La rate est souvent augmentée de volume, elle est de consistance un peu molle. Il existe souvent une périsplénite.

Les poumons sont le siége d'une congestion aux deux bases, congestion qui survient peu de temps avant la mort.

Les reins se décortiquent facilement, la substance corticale est légèrement décolorée.

Le cœur présente sur sa face antérieure une dégénérescence graisseuse. Le myocarde est pâle. La valvule tricuspide est saine. Le cœur droit est un peu dilaté. Le cœur gauche est plus épaissi qu'à l'état normal. La valvule mitrale est également épaissie. Quelques plaques blanchâtres d'endartérite sur la crosse aortique.

Les méninges sont légèrement congestionnées. La pulpe cérébrale est saine. Les artères sylviennes présentent un certain degré d'athérome.

SYMPTOMES.

Comme phénomènes précurseurs de la lésion hépatique, nous observons une douleur ayant pour siége l'hypochondre droit et qui, parfois, est assez vive ; la perte de l'appétit, des digestions pénibles et l'apparition de l'ictère. Ces phénomènes précèdent quelquefois de cinq à six semaines les symptômes graves.

Toutefois dans l'observation I ainsi que dans celle empruntée à M. Blachez nous constatons un début brusque. Chez notre malade, ceci a été particulièrement frappant, le malade n'avait ressenti la première douleur et ne s'est trouvé indisposé que deux jours avant son entrée à l'hôpital.

Le foie augmente graduellement de volume et est très-douloureux à la palpation et à la percussion.

Les sueurs sont abondantes. La sécrétion urinaire est diminuée considérablement, et dans la plupart des cas elle est colorée par le pigment biliaire.

Les selles sont le plus souvent décolorées, quelquefois il y a de la diarrhée.

La température, dans beaucoup de cas, est notablement augmentée et peut même aller jusqu'à 40°. Chez le malade de l'observation I elle n'a pas dépassé 38°. Le pouls bat de 100 à 120 pulsations par minute. La respiration est de 30 à 40 dans le même espace de temps.

Tous ces symptômes vont en s'aggravant d'une manière très rapide, à tel point que le malade se trouve, à un moment donné, dans un abattement complet. Une céphalalgie intense survient, l'ictère augmente, les urines diminuent, deviennent de plus en plus foncées ; les lèvres et la langue se recouvrent de fuliginosités nombreuses, les sueurs deviennent profuses.

Ici des phénomènes graves du côté du système nerveux s'emparent du malade, tels que : perte du sommeil, délire, cauchemars ; quelquefois ces mêmes malades sont pris d'une sorte d'attaque apoplectique.

Des râles nombreux se développent dans toute l'étendue des deux poumons mais plus marqués aux bases.

A ce moment on a signalé souvent des hémorrhagies, soit des épistaxis, soit des purpura. Puis survient un tympanisme abdominal et le malade succombe dans un état comateux.

MARCHE.

Excessivement rapide, comme nous pouvons le voir chez les malades des observations I, II et IV. Dans l'observation I les accidents se sont succédé avec la plus grande rapidité et le malade est mort au commencement du sixième jour de son entrée à l'hôpital. La marche a été encore plus rapide dans le cas de M. Blachez : la durée de la maladie n'a été ici que de quatre jours ; celle de l'observation de M. Raymond est de 15 jours environ. En somme c'est une affection grave, contre laquelle malheureusement la thérapeutique ne peut rien.

DISCUSSION.

M. Lancereaux dans son remarquable article *Alcoolisme* du Dictionnaire encyclopédique des sciences médicales, dit : « L'alcoolisme, en raison de l'usage toujours croissant des boissons spiritueuses et des besoins impérieux qui résultent de leur abus, doit être regardé comme l'un des plus grands maux de l'humanité et rangé au nombre des maladies les plus fréquentes du cadre nosologique. A ce point de vue, en effet, il ne faut pas craindre de dire que l'intoxication par l'alcool a sa place à côté des maladies les plus fréquentes ».

Au point de vue des transformations chimiques que l'alcool pourrait subir dans l'économie, M. Fournier, dans le Dictionnaire de médecine et de chirurgie pratiques s'exprime ainsi : « Jusqu'à ces derniers temps, il était admis sans objection que l'alcool introduit dans le sang y subit une oxydation progressive, dont l'acide carbonique et l'eau sont les termes ultimes On avait même précisé les transformations intermédiaires par lesquelles il devait passer avant d'arriver à ce dernier degré de combustion L'aldéhyde, l'acide acétique et l'acide oxalique étaient, disait-on, autant de phases d'oxydation successives qu'il subissait avant sa destruction finale (Ducheck).

« Etayée de patronages illustres (Liebig, Bouchardat et Sandras, Ducheck, etc.), s'appuyant sur de nombreuses expériences, cette doctrine réunissait l'assentiment général, lorsque des travaux importants vinrent l'ébranler. L'oxydation et la destruction définitive de l'alcool dans l'économie furent contestées, et une théorie nouvelle essaya de se faire place dans la science.

Pour Lallemand, Perrin et Duroy, l'alcool n'est ni détruit ni transformé dans l'organisme. D'une part, en effet, il peut être retiré en quantité notable du sang, de l'urine et des viscères, et, d'autre part, on ne rencontre jamais dans la circulation les produits d'oxydation intermédiaire par lesquels ce composé devrait passer pour arriver à sa réduction parfaite.

« Lallemand, Perrin et Duroy ont extrait des proportions notables d'alcool, soit du sang (5 grammes pour 700 grammes de sang, soit de la substance nerveuse de l'axe cérébro-spinal (39 gr. 25 c. pour 440 gr. de substance cérébrale), soit de l'urine (2 gr.). Ils ont, de plus, démontré par des analyses comparatives que l'alcool s'accumule de préférence dans certains parenchymes, notamment dans le foie et l'encéphale. Sa répartition proportionnelle dans les principales parties de l'organisme pourrait, d'après eux, être représentée en moyenne par les chiffres suivants : »

Sang	1 gr.
Parenchyme hépatique.	1,48
Matière cérébrale	1,34

En effet, l'alcoolisme, lorsqu'il est devenu chronique, est bien une maladie, et, une des lésions les plus fréquentes que l'on observe dans cet état morbide, a son siége dans l'organe hépatique.

Un court résumé de l'anatomie normale du foie nous paraît nécessaire pour l'explication et l'intelligence des troubles pathologiques que subit cet organe dans l'affection qui fait le sujet de notre étude.

Nous empruntons la description suivante aux savantes leçons de M. Cornil, professées en 1875.

Les lobules hépatiques présentent une forme sphérique ou polygonale par pression réciproque : leur diamètre est de 1 μ ou 1 μ et demi ; ils sont appendus aux divisions de la veine hépatique comme des acini glandulaires à leurs conduits excréteurs. Des branches principales extra-lobulaires ou interlobulaires de la veine hépatique, partent des branches plus petites à très-court trajet qui entrent chacune dans un lobule et qu'on appelle veines hépatiques intra-lobulaires ou veines centrales du lobule. Arrivée au centre du lobule, la veine centrale se résout en capillaires qui rayonnent de là à la périphérie du lobule par des capillaires radiés, anastomosés les uns avec les autres à l'aide de courtes branches transversales. Ces capillaires, dont le diamètre est de 10 μ, et qui sont séparés par une distance de 15 μ en moyenne, forment un réseau à mailles allongées dans le sens des capillaires radiés. Communiquant au centre du lobule avec la veine centrale, ils reçoivent, à la périphérie de l'îlot, le sang de la veine porte et se continuent directement avec les veinules portes inter-lobulaires. Ces derniers cheminent en effet dans les espaces prismatiques que laissent entre eux les îlots hépatiques en contact, et elles pénètrent dans les îlots par leur surface, de telle sorte que chaque îlot reçoit des capillaires de quatre ou cinq branches de la veine porte.

Dans les mêmes espaces prismatiques inter-lobulaires qui reçoivent la veine porte, cheminent les branches de l'artère hépatique et les canaux biliaires inter-lobulaires entourés par du tissu conjonctif en continuité avec la capsule de Glisson. Les capillaires de l'artère hépatique sont surtout destinés à la nutrition des parois de la veine porte et des canaux biliaires inter-lobulaires. Ils existent surtout à la périphérie des îlots, où ils s'anastomosent avec les capillaires de l'îlot lui-même. Dans l'îlot, les espaces laissés entre les mailles des capillaires sont entièrement comblés par les cellules hépatiques.

Les cellules hépatiques sont des petits blocs de substance granuleuse molle possédant un ou deux noyaux ronds ou ovoïdes de 9 à 12 μ de diamètre : la forme des cellules est très-facilement modifiable par la pression qu'elles supportent de la part des vaisseaux capillaires et des cellules voisines. Examinées en place sur des sections très-minces du foie, les cellules hépatiques se touchent toutes et chacune d'elles est en contact avec cinq à sept ou davantage de ses voisines et touche à un ou plusieurs capillaires sanguins.

La masse protoplasmique granuleuse demi-liquide des cellules hépatiques contient souvent de fines granulations jaunes de pigment biliaire ou des granulations colorées en rouge provenant du pigment sanguin. Elles renferment aussi les granulations glycogéniques qu'on peut réussir à colorer avec la teinture d'iode iodurée et la matière fermentescible nécessaire pour transformer en glycose la substance glycogénique. Habituellement aussi, pendant la digestion, les cellules de la périphérie de l'îlot présentent quelques granulations graisseuses. Les cellules ne possèdent pas de membrane d'enveloppe isolable.

On doit donc considérer le lobule hépatique simplement comme une masse continue de cellules creusée par le réseau capillaire, les cellules prenant une disposition et des formes en rapport avec la forme des mailles vasculaires.

Les vaisseaux biliaires naissent dans le lobule hépatique par un réseau de fins canalicules formant des mailles étroites, et ils sont en contact avec toutes les cellules hépatiques. Ce réseau est une émanation des canaux biliaires inter-lobulaires qui accompagnent les branches de la veine porte. (Budge, Andréjévié, Mac-Gillavry, Eberth, Kölliker, etc.).

Les canalicules ou capillaires biliaires intra-lobulaires ont un trajet rectiligne et régulier; leur diamètre est de 1 à 5 μ et les mailles du réseau ont de 14 à 17 μ chez le lapin. Ils ne présentent pas de cellules à leur intérieur, et leur paroi est formée uniquement par la condensation en cuticule de la surface des cellules hépatiques. Les mailles des canalicules biliaires sont un peu allongées dans le même sens que celles des capillaires. Les canalicules courent au milieu des faces au contact des cellules hépatiques, au point de réunion de leurs angles en contact, et par conséquent ils ne rencontrent pas le système capillaire sanguin dont ils sont distants au moins de la moitié de la face d'une cellule hépatique. La forme des mailles de ces canalicules est polygonale, suivant celle des cellules hépatiques. Chaque cellule est par conséquent en contact avec le capillaire sanguin d'un côté et par plusieurs de ses faces ou sommets opposés avec les capillaires biliaires. A la périphérie de l'îlot, les capillaires biliaires s'unissent pour former des rameaux un peu moins étroits et se jettent dans les canaux biliaires péri-lobulaires.

Ces derniers ont une structure toute différente : ils sont formés par une mince membrane d'enveloppe à l'intérieur de laquelle se trouve un revêtement complet de cellules épithéliales cubiques munies d'un noyau rond ou ovoïde. Au centre du canal existe une lumière étroite pour l'écoulement des produits sécrétés. Leur diamètre varie entre 30 à 50 μ. Ce sont là de véritables conduits excréteurs complets qui reçoivent les capillaires biliaires dépourvus eux-mêmes de tout revêtement cellulaire dans leur intérieur. Ce sont, en effet, les cellules hépatiques qui représentent les cellules sécrétoires de la bile ; celle-ci entre d'abord dans les fins canalicules, puis dans les canaux péri-lobulaires.

Le tissu conjonctif, qui émane de la capsule de Glisson et des faisceaux qui accompagnent les vaisseaux inter-lobulaires, pénètre aussi dans l'intérieur de l'îlot sous la forme de fibrilles très-rares, si ce n'est dans la portion périphérique de l'îlot. Elles s'accolent à la paroi des capillaires en leur formant, en certains points, une sorte de membrane adventice, ou bien elles sont tendues entre les capillaires en forme de tissu réticulé. L'existence des cellules plates de tissu conjonctif annexées à ces fibres est contestable. Le tissu conjonctif réticulé forme dans le lobule, par son union avec les capillaires sanguins, la charpente qui soutient les cellules hépatiques. A la surface du foie, la capsule de Glisson, assez épaisse, peut être décomposée en deux couches: l'une séreuse, constituée par du tissu conjonctif lâche, qui est recouverte par les cellules endothéliales du péritoine ; l'autre plus profonde et plus épaisse, en rapport avec les lobules hépatiques, et qui est constituée par un tissu fibreux serré et dense.

L'existence de vaisseaux lymphatiques dans le lobule a été admise par M. Mac-Gillavry qui, en injectant les vaisseaux biliaires, produisait des extravasations situées autour des capillaires sanguins, entre eux et les cellules hépatiques. En pareil cas, la matière à injection a été vue par Kölliker, cheminer de là dans les vaisseaux lymphatiques péri-lobulaires qui accompagnent la veine porte. Il est certain que chez le chat, le chien et l'homme, on voit les cellules hépatiques se détacher facilement des capillaires, et ce sont ces espaces péri-vasculaires que Mac-Gillavry regarde comme des lacunes lymphatiques. Héring n'est pas favorable à cette manière de voir qui réclame de nouvelles recherches avant d'être admise sans conteste, et il fait remarquer que chez le lapin tout au moins rien de semblable n'existe, les cellules hépatiques adhérant toujours à la paroi des vaisseaux. Les vaisseaux lymphatiques péri-lobulaires consistent en troncs ou en réseaux qui accompagnent la veine porte et viennent s'unir à la surface du foie avec le réseau superficiel qui siége sous le péritoine.

On n'a pas, jusqu'ici, rencontré de filets nerveux dans les lobules hépatiques, et on n'a pu les suivre en dernière analyse que dans les parois des veines portes interlobulaires.

En parlant de l'origine des voies biliaires, Wendt dit que lorsqu'on pratique par la veine porte l'auto-injection chez un lapin qu'on sacrifie 15 ou 30 minutes plus tard, on constate dans le foie un réseau que, d'après Budge, on doit regarder comme formé par des gaînes lymphatiques péri-vasculaires. Celles-ci se montrent en continuité avec des canalicules et de petites lignes bleues qui se détachent en divers directions et qui présentent une petite disposition polygonale tout à fait semblable à celle qu'on obtient après une injection par le canal cholédoque. Il y aurait donc continuité et non, comme on l'admet, indépendance entre les origines des voies biliaires et les canaux plasmatiques (Saftkanälchen) de la gaîne péri-vasculaire. Le protoplasma des cellules hépatiques ne se colore pas. L'injection peut être faite dans une veine assez petite et sous une faible pression pour qu'il ne puisse être question d'imbibition du cément intercellulaire (Wendt).

Les capillaires biliaires de l'îlot hépatique se jettent dans les canaux interlobulaires. Ces derniers accompagnent les ramifications de la veine porte et s'unissent en des troncs plus volumineux qui suivent les branches principales de la veine porte. Les deux principaux troncs se fusionnent à leur sortie du foie, dans le sillon transverse, pour former le canal hépatique qui se continue d'une part dans le canal cholédoque jusqu'à la surface interne du duodénum, et d'autre part dans le canal cystique. Le revêtement épithélial des canaux hépatique, cystique et cholédoque consiste en une seule couche de longues cellules cylindriques à plateau dont les noyaux sont ovoïdes et allongés dans le même sens que les cellules (Cornil).

En parcourant les nombreuses observations publiées jusqu'à ce jour sur les diverses formes de cirrhose hépatique, nous voyons notés, comme antécédents, des habitudes alcooliques chez des individus dont le foie offrait, à l'examen histologique, des lésions différentes. Chez les uns on observe toutes les altérations décrites dans la cirrhose veineuse avec atrophie de l'organe, tandis que chez d'autres la lésion des canalicules biliaires est très-évidente. Nos connaissances étiologiques actuelles sur la pathologie du foie ne nous permettent encore que des hypothèses.

Quant à l'histoire de l'affection que nous nous efforcerons de décrire dans notre travail, elle ne sera réellement complète que lorsqu'on l'aura dégagée de toute autre lésion que celle de la néoplasie inflammatoire du tissu conjonctif et des altérations secondaires qui peuvent en résulter dans les cellules hépatiques. Tout ce que nous pouvons nous permettre de dire sur son étiologie c'est que toutes nos observations se rapportent à des états alcooliques des plus manifestes. Tous nos malades ont présenté ces symptômes caractéristiques qui surviennent chez les individus adonnés depuis longtemps aux boissons spiritueuses, tels que : tremblement des doigts, des lèvres et de la langue, hallucinations, cauchemars, pituites le matin, troubles gastriques, etc.

Dans les deux formes communes de cirrhose hépatique et en particulier dans la cirrhose biliaire avec hypertrophie, cette étiologie paraît exister le plus souvent; mais on observe des cas où l'influence de l'alcool avait fait complétement défaut. Dernièrement, M. le Dr Hanot, dans une observation de cirrhose hypertrophique avec ictère, communiquée à la Société anatomique (novembre 1878), donne la relation d'une malade dont un examen minutieux n'avait révélé, chez elle, aucun antécédent alcoolique. Glym, en Angleterre, cite plusieurs cas de ce genre.

M. le professeur Charcot, dans ses remarquables leçons sur l'anatomie pathologique du foie, en parlant de la cirrhose veineuse atrophique, foie granuleux cirrhose de Laënnec, et qui est à coup sûr celle qu'on observe le plus communément (surtout en Angleterre, gin drinker's desease), la caractérise d'inflammation scléreuse interstitielle. Dans cette forme, le tissu conjonctif tendrait à se substituer aux éléments spécifiques de la glande et la rétraction progressive qui en résulte diminuerait les dimensions du foie et amènerait en même temps la division de l'organe en un nombre considérable de petites masses sphériques ou ovoïdes, que l'on désigne sous le nom de granulations. Aussi le volume ainsi que le poids de l'organe sont-ils réduits au tiers du taux normal. M. Fagge donne comme moyenne pour le poids 960 grammes, poids qui, d'après M. le professeur Charcot, serait au-dessous de la réalité.

Ici, le système porte hépatique jouerait le rôle prédominant, et de même que la lésion systématique des canaux biliaires interlobulaires domine l'histoire pathogénique des lésions de la cirrhose avec hypertrophie, de même une lésion systématique des petites branches intra-hépatiques de la veine porte serait l'origine des lésions hépatiques de la cirrhose vulgaire (Charcot).

Maintenant, il est vrai que, dans cette forme de cirrhose, on observe au début une certaine augmentation du volume du foie, que plusieurs observateurs ont constatée tant à la percussion qu'à la palpation, et l'un des premiers serait R. Bright. Nous nous empressons d'ajouter que cette hypertrophie passagère n'est jamais bien considérable. M. Hérard, dans une communication qu'il a faite à la Société médicale des hôpitaux, à propos d'un individu chez lequel il avait constaté le début d'une cirrhose commune et qui a succombé à une maladie intercurrente, a trouvé que le poids du foie était de 1,980 grammes, ce qui, évidemment, est très-peu au-dessus de la normale ; ce poids étant, d'après M. le professeur Sappey, de 1,451 grammes sur le cadavre, et de 1,937 grammes à l'état physiologique.

Dans la cirrhose biliaire hypertrophique avec ictère des auteurs, au contraire, l'examen histologique nous montre la lésion principale, celle qui domine le processus morbide, avoir pour siége de prédilection les canalicules biliaires. Dans ce cas, comme dans toutes les inflammations, il y a une prolifération du tissu conjonctif normal du foie; mais le fait caractéristique ici consiste dans le développement et la multiplication considérable des canalicules biliaires, ceux surtout qui occupent les espaces et les fissures de l'organe hépatique. « Anatomiquement, dit M. le Dr Hanot, dans sa thèse inaugurale, en outre d'une sclérose extra-lobulaire et souvent aussi intra-lobulaire sans tendance à la rétraction, elle est caractérisée par une lésion spéciale des canalicules biliaires : développement exagéré et catarrhe chronique de ces canalicules. »

MM. Charcot et Luys, dans leur observation, décrivent ainsi cette forme de cirrhose : « Dans la cirrhose commune, l'altération se borne à investir les acini ; les nouveaux tractus n'existent le plus souvent qu'à l'extérieur du tissu sécréteur du foie. Ici, au contraire, le mal pénètre plus profondément dans la partie active de la glande; non-seulement il investit les acini, mais encore ses trabécules avancées vont jusque sur les cellules hépatiques qu'elles circonscrivent et qu'elles encadrent. »

A propos d'un mémoire du docteur Martineau, présenté par M. Cornil à la Société médicale des hôpitaux, ce savant observateur s'est exprimé de la manière suivante : « Cette lésion (cirrhose hypertrophique avec ictère) consiste dans un développement considérable du réseau des canalicules biliaires. Dans le tissu conjonctif très-épais qui sépare les îlots hépatiques, on voit, sur les préparations coloriées au carmin et traitées par de l'acide acétique, un réseau très-riche de canalicules formant des mailles assez serrées et semblables absolument par leur structure aux membranes et leur revêtement épithélial aux canalicules biliaires interlobulaires normaux. Seulement, au lieu d'un seul de ces derniers qu'on trouve accompagnant chaque branche interlobulaire de la veine porte, c'est un riche réseau à mailles fines qu'on observe. Il y a cependant une différence dans le diamètre de ces canaux et dans la dimension de ces mailles, suivant qu'on les examine au milieu de la large zone du tissu conjonctif interlobulaire cirrhotique. Ceux qui se trouvent au milieu même du tissu conjonctif qui sépare les îlots voisins sont les plus volumineux et sont tapissés par des cellules cubiques ou cylindriques et leur calibre est rempli de cellules détachées. Les mailles que forment ces canaux assez volumineux, en s'anastomosant les uns avec les autres, sont assez larges ; elles ont une direction longitudinale et allongée dans le sens de la direction des vaisseaux portes, et ces mailles sont unies par de courtes anastomoses perpendiculaires à la direction des vaisseaux portes. Le trajet des vaisseaux biliaires et la forme de leurs mailles sont d'ailleurs là très-irréguliers. De chaque côté de ces larges mailles composées de gros vaisseaux, il existe dans la zone fibreuse interlobulaire, en se rapprochant du bord des lobules hépatiques, un réseau de canalicules biliaires beaucoup plus fins que les précédents, en continuité avec eux, et formant des mailles beaucoup plus étroites et aussi plus régulières. Ces canalicules sont tellement étroits que certains ne mesurent que 5 à 6 millièmes de millimètre de diamètre. Cependant ils sont, même les plus petits, pénétrés par des cellules allongées, suivant le diamètre du canal qu'elles remplissent et qui y sont disposées bout à bout. Dans les canaux plus larges, qui ont de 6 10, et 15 millièmes de millimètre, les cellules, toujours allongées et généralement plates, sont disposées en deux ou trois rangées parallèles remplissant le conduit biliaire. Ces canalicules étroits, remplis, soit par une seule cellule qui s'est effilée pour y pénétrer, soit par plusieurs rangées de cellules plates, sont en communication directe et facile à voir avec les plus gros canaux tapissés complétement par des cellules épithéliales cubiques ou cylindriques. Il paraît évident qu'il s'agit là d'une pénétration des cellules épithéliales dans les petits canalicules intra-lobulaires qui n'en possèdent pas à l'état normal. »

Nous devons à l'obligeance de M. le docteur Remy, chef du laboratsire d'histologie de la Charité, de nous avoir montré deux préparations histologiques d'un cas tout récent de cirrhose hypertrophique avec ictère, observé dans le service de M. Desnos. Nous avons pu nous rendre un compte exact de toutes les altérations si bien décrites par M. Cornil et qu'on rencontre dans cette forme particulière de cirrhose hépatique.

Après avoir exposé minutieusement les différentes altérations anatomiques qu'on observe dans les deux formes de cirrhose, assurément les plus communes et les mieux étudiées, nous allons mettre en parallèle celles que nous avons constatées dans le cas qui nous occupe plus particulièrement.

M. Lancereaux, dans son article cité plus haut, en parlant de l'altération anatomo-pathologique du foie qui survient chez les alcooliques, dit : « A un degré plus avancé de l'altération dont il s'agit, le foie présente une coloration d'un jaune mat ou fauve ; sa surface n'est pas toujours lisse, mais granulée et bosselée, ce qui tient à la proéminence des lobules infiltrés de graisse au-dessus du tissu qui les entoure ; la consistance est pâteuse ; le tissu exsangue graisse fortement le papier. A cette période il existe une augmentation manifeste du volume principalement due à un accroissement en épaisseur ou suivant le diamètre antéro-postérieur de l'organe. Comme souvent, le lobe gauche, plus que le droit, participe à cet accroissement et que le bord libre est plus épais, il en résulte que la glande hépatique finit par acquérir une forme prismatique rectangulaire se rapprochant un peu de la forme cubique, suffisamment caractéristique dans un bon nombre de cas, pour différencier cette altération des infiltrations graisseuse avancées du foie qui appartiennent à la phthisie pulmonaire, au cancer ou à la fièvre intermittente et dans lesquelles la glande hépatique, plus volumineuse, conserve néanmoins sa configuration physiologique. Les cellules hépatiques, siége de l'altération et remplies de matières grasses, ont perdu leurs contours anguleux, elles sont arrondies, fortement réfringentes. La substance finement grenue de l'état physiologique et le pigment y font généralement défaut. Quant au noyau, il se trouve voilé par la masse graisseuse qui apparaît sous forme de gouttelettes plus ou moins volumineuses. Cette accumulation de graisse qui distend les cellules et augmente de volume les acini, finit par comprimer les capillaires, et ainsi s'expliquent la décoloration et l'état exsangue du parenchyme hépathique. »

Depuis le mémoire de M. Lancereaux lu à l'Académie de médecine en 1865, et qui a trait aux altérations produites par l'abus des boissons spiritueuses, nous savons que l'alcool détermine deux ordres de lésions sur l'organisme vivant : 1° l'action toxique de cet agent s'exerce sur les vaisseaux dont les tuniques s'altèrent, et l'irritation à laquelle il donne naissance se communique à la trame conjonctive qui les entoure et en amène l'hyperplasie; 2° la compression qu'exerce ce tissu conjonctif de nouvelle formation sur les cellules hépatiques entraîne la suspension de leurs fonctions physiologiques et provoque leur transformation granulo-graisseuse. D'autre part, les travaux de M. le professeur Robin nous enseignent que toutes les fois que la nutrition d'un tissu vient à être troublée, il se forme des granulations graisseuses dans l'épaisseur des éléments constituants de l'organe, non pas à l'aide de matériaux importés du dehors, mais par un procédé pour ainsi dire autochtone et où le protoplasma des cellules jouerait le plus grand rôle.

Naumann, en parlant des relations pathogéniques qui existent entre les dégénérescences graisseuse et amyloïde du foie, dit que le foie fabriquerait une variété de graisse qui se distingue des autres par la rapidité avec laquelle elle s'oxyde pour servir aux échanges nutritifs. Cette graisse résulterait, comme la matiére glycogène, du dédoublement des substances albuminoïdes; mais ce dédoublement ne devrait pas être considéré comme un processus uniquement régressif. Il compare la production de graisse par le foie à celle qui a lieu dans la glande mammaire et l'assimile à une véritable sécrétion. Son activité serait en raison inverse de celle des oxydations qui se passent au sein de l'organisme animal. Tout ce qui tendrait à restreindre ces oxydations, toutes les lésions qui s'accompagnent de la destruction en masse des hématies ou porte-oxygène, activerait la production de graisse par le foie. Dans ces cas, le foie finirait par s'infiltrer de graisse, état qui est physiologique chez les poissons dont la fonction respiratoire est languissante. Quand, sous l'influence des causes débilitantes quelconques, les besoins de l'organisme atteignent un degré excessif, le foie ne peut plus suffire à ces exigences démesurées et se paralyse. Les matériaux albuminoïdes, en se dédoublant dans le foie, ne donneraient plus naissance à de la véritable graisse, mais à un produit moins propre aux combustions, à la substance amyloïde. En même temps on verrait se restreindre la sécrétion de la bile et la production de la matière glycogène, ce qui prouve que les fonctions hépatiques sont devenues languissantes.

C'est assurément de cette manière qu'on peut expliquer l'hypertrophie passagère qui existe au début dans la cirrhose de Laënnec. Dans celle-ci, le processus inflammatoire marche lentement, la lésion est circonscrite de manière à former des anneaux autour de la masse hépatique qui compose les granulations ; mais arrive un moment où les matériaux nutritifs de l'organe sònt supprimés par l'altération capillaire, et le foie s'atrophie. Ici, de même, il existe bien une dégénérescence granulo-graisseuse des cellules, mais cette altération marche en raison directe du développement de la trame conjonctive, c'est-à-dire lentement; les fonctions du foie ne sont pas abolies, elles sont ralenties; il s'établit alors dans ces cas une certaine accoutumance qui permet à l'organe, tout malade qu'il est, de continuer à remplir ses fonctions.

Dans les observations qui font le sujet de notre étude, nous voyons les cellules du foie envahies par la dégénérescence granulo-graisseuse, altération qui est très-probablement secondaire à celle du tissu conjonctif, et le protoplasma cellulaire est transformé en un amas de graisse, ce que nous avons constaté d'une manière très-nette au microscope. D'ailleurs, rien qu'en touchant les foies que nous avons eu sous les yeux, les mains sont fortement tachées de graisse. Mais l'altération la plus caractéristique consiste, assurément, dans la prolifération conjonctive qui est générale, diffuse; le tissu cellulaire qui entoure les vaisseaux sanguins est tout aussi altéré que celui qui se trouve autour des canaux biliaires ; l'organe dans ces cas est pris d'emblée, l'envahissement est brusque, remarquable par sa dissémination rapide, le foie est pour ainsi dire étouffé par cette masse de tissu conjonctif de nouvelle formation ; aussi garde-t-il son volume exagéré jusqu'à la mort du malade.

L'étude histologique dans ces cas ne nous met point en présence de cette altération caractéristique qui existe dans la cirrhose dite hypertrophique avec ictère; les canalicules biliaires ont conservé leur aspect ordinaire, ils ne sont ni augmentés de nombre, ni de volume, et il n'existe pas de périhépatite. Le point de départ de cette altération paraît être plutôt dans les capillaires.

Mais ce qui distingue complétement cette forme de cirrhose des deux autres, c'est la rapidité avec laquelle le processus morbide évolue, et nous fait assister à l'apparition subite de symptômes qui revêtent un haut caractère de gravité.

Le premier symptôme que nous observons et qui est commun à toutes les scléroses du foie, nous voulons parler de la douleur qui a son siége dans l'hypochondre droit. Cette douleur est souvent excessivement vive, et chez nos malades des observations I et II la douleur présentait particutièrement cette acuité.

L'ictère est un des phénomènes constants de la maladie qui nous occupe. Les désordres anatomiques de cirrhoses du foie ont leur reflet propre en clinique, et l'ictère est le symptôme qui explique le plus clairement l'altération pathologique. En effet, dans la cirrhose avec atrophie, les fonctions du foie, quoique diminuées, continuent néanmoins à remplir leur rôle physiologique ; aussi l'ictère, dans cette forme spéciale, fait-il défaut. Au contraire, dans la cirrhose biliaire, l'ictère est intense et cela s'explique facilement. L'anatomie pathologique nous montre ici une augmentation considérable des canalicules périlobulaires et, l'irritation existant, il s'établit une hypersécrétion de la bile, une véritable polycholie. D'un autre côté, nous savons que les cellules épithéliales qui tapissent l'intérieur des canalicules chargés de transporter ce produit augmentent de nombre et de volume; il existe là une véritable inflammation catarrhale de ces conduits (fait qui a été constaté pour la première fois par Broussais), et toutes ces altérations successives nous donnent un ictère par rétention exactement pareil à celui qu'on observe lorsqu'un obstacle quelconque (ligature du canal cholédoque, expérience de Solowieff, calcul biliaire, observation de Du Castel, Arch. générales de médecine, sept. 1876, etc.) s'oppose au cours de la bile. Dans ces cas, l'autopsie révèle une angiocholite générale avec sclérose périlobulaire consécutive, mais cette angiocholite catarrhale paraît s'être développée exclusivement sur les petits canaux. En effet, les gros canaux semblent parfois être plutôt dilatés que rétrécis.

D'après MM. Obédenare, Kelsch et Kiener, qui ont observé plusieurs cas de cirrhose palustre, l'altération dans cette forme se rapprocherait beaucoup de celle de la cirrhose biliaire, avec cette différence toutefois que dans l'hépatite paludéenne les lésions seraient autant parenchymateuses qu'interstitielles.

Comment pouvons-nous expliquer l'ictère intense qui survient chez nos malades, puisque nous avons essayé d'établir une suppression des fonctions hépatiques, une sorte de paralysie de l'organe ? Serait-ce ici un de ces cas décrits par Kühne d'ictère hématogène, ou bien avec Gubler, Simon, devons-nous les rattacher à l'hémaphéisme? L'alcool de son côté ne jouerait-il pas un rôle prépondérant dans l'espèce? Il est bien difficile de se prononcer sur ces faits si controversés de la pathologie générale.

M. le professeur Vulpian, dans ses remarquables leçons sur l'ictère en 1874 (Cours de pathologie expérimentale), n'a pas admis les explications fournies par Kühne, Zeuker, Otto Funke, Salkouski, Jaffe, etc., pour démontrer l'ictère par suppression des fonctions hépatiques ou hématogène. Ces observateurs ont démontré qu'il existe une certaine identité entre le pigment biliaire et l'hématoïdine. M. Gubler en parlant de l'hémaphéisme dit qu'il serait le résultat de l'accumulation des matières colorantes de la bile dans le sérum du sang. Ceci aurait lieu lorsque le foie cesse d'exercer son rôle physiologique (torpeur hépatique des auteurs anglais.) Dans ces cas, le foie aurait perdu son aptitude fonctionnelle à transformer en pigment biliaire le pigment sanguin, et ce pigment serait éliminé par les reins en donnant des urines hémaphéiques (Rendu. Revue des scienc., 1879). Murchinson, tout en admettant l'ictère hémaphéique, lui donne une interprétation différente. Pour cet auteur, le sang serait constamment en contact avec la bile. Celle-ci emprunterait au sang ses matériaux constituants. A l'état normal, la totalité de la bile qui a été absorbée serait transformée complétement et on n'en trouverait pas de traces ni dans le sang ni dans l'urine. Mais, dans certains états morbides, la bile absorbée ne subirait plus cette transformation physiologique ; elle pénétrerait dans le sang et irait imprégner les tissus et la peau. (Rendu. Loc. cit.) Comment expliquer alors les différences qu'on constate entre les urines biliphéiques et hémaphéiques ? M. le docteur Dreyfuss-Brissac (thèse de Paris, janvier 1878) donne d'intéressants faits pour reconnaître l'ictère hémaphéique de l'ictère biliphéique. Il démontre que l'urine hémaphéique, traitée par l'acide nitrique, donnerait une coloration brune, et nous savons que l'urine biliphéique se colore en vert. De même l'urine hémaphéique, traitée par le chloroforme, devient jaune rougeâtre, tandis que l'urine biliphéique prend une coloration d'un jaune très-vif. Leyden compte également parmi les signes confirmatifs de l'hémaphéisme la coloration faible de l'urine relativement à la teinte ictérique de la peau et surtout à l'absence des acides biliaires dans l'urine. Pour Niemeyer, l'absence de ces acides dans l'urine constituerait un signe infaillible de l'ictère hémaphéique. Nous regrettons vivement de n'avoir pas pu soumettre à cet examen rigoureux les urines des deux malades que nous avons observés à l'hôpital Saint-Antoine, mais la maladie ici a marché si rapidement, et la terminaison a été si brusque, qu'elle nous avait pris au dépourvu.

Ici nous ouvrons une large parenthèse pour relater un fait bien intéressant qu'il nous a été donné d'observer, au mois de février dernier, dans le service de M. Lancereaux à l'hôpital Saint-Antoine.

Cette observation que nous donnons en entier, quoique ne se rapportant pas d'une manière directe au cas particulier de cirrhose qui fait le sujet de notre étude, possède néanmoins de grandes analogies au point de vue physiologique sur la production de l'ictère, ictère qui a été ici peut-être, comme dans nos cas propres, l'accident mortel. A partir de son apparition, des phénomènes graves ont survenu, et la maladie a marché, dès lors, avec une rapidité extrême.

Notons cette particularité présentant un haut intérêt : la malade était notoirement alcoolique.

Obs. VI. Alcoolisme chronique. Cirrhose atrophique du foie avec ictère. Absence totale de bile dans la vésicule.

Madeleine P..., âgée de 54 ans, marchande de quatre saisons, entrée le 3 février 1879 à l'hôpital Saint-Antoine, salle Sainte-Adélaïde, n° 24.

Antécédents. — Son père est mort à l'âge de 78 ans, sa mère à 75 ans. Elle possède trois frères et une sœur qui sont bien portants. Elle n'a jamais eu aucune maladie dans son enfance. Elle a été réglée à 12 ans et l'a toujours bien été depuis. Son mari est très-bien portant, elle a eu 10 enfants dont 4 sont morts de convulsion. Elle habite depuis 28 ans une grande chambre bien aérée; elle se nourrit bien, mais surtout de poissons.

Elle avoue que, vu son métier qui est très-fatigant, elle est dans la nécessité de boire plusieurs petits verres de boissons spiritueuses dans la journée ainsi qu'une chopine à chaque repas. Elle présente du reste la plupart des signes d'une intoxication chronique : tremblement des doigts, tremblement fibrillaire de la lèvre supérieure, le jeu de la langue, cauchemars et pituites le matin en descendant du lit. Elle n'a ni crampes ni fourmillement aux membres. Elle a eu l'année dernière une douleur névralgique dans le bras droit. Vers à peu près la même époque, en apprenant la mort d'un de ses fils, elle fut prise d'un ictère qui ne l'a point quitté depuis. Depuis le mois de mars 1878, l'appétit continue à diminuer, elle accuse une sensation de pesanteur à l'épigastre. Elle dit avoir maigri considérablement. Depuis la même époque elle ressent des douleurs vives dans l'hypochondre droit et dans les régions lombaires. Cette douleur n'est pas lancinante elle est presque continue.

Au mois de décembre dernier est survenue une ascite qui l'a fait entrer dans le service de M. Beaumetz où elle aurait été soumise à un régime lacté associé à l'eau de Vichy et à la suite duquel l'ascite avait disparu. Elle est sortie de l'hôpital le 25 décembre.

État actuel. — C'est une femme d'apparence assez robuste. Facies ictérique mais pâle ; les pommettes sont saillantes et le tissu celluloadipeux a disparu en grande partie. Les muqueuses sont décolorées. Il paraît que lorsqu'elle était dans le service de M. Beaumetz elle aurait vomi du sang rosé en plusieurs fois. L'ascite qui est considérable empêche l'exploration de la région épigastrique. Au pourtour de l'ombilic les veines superficielles sont dilatées. Douleur assez vive au niveau de la rate. Il est impossible de limiter la matité splénique qui semble cependant accrue. La matité hépatique est remontée. La percussion de cette région est très-douloureuse. Le foie ne déborde pas les fausses côtes et semble au contraire atrophié. Il n'y a pas d'irrégularités appréciables.

La constipation est habituelle chez la malade, elle dit en outre que ses matières fécales sont blanchâtres, terreuses et comme de la graisse. Elle urine très-peu : la semaine dernière elle aurait uriné du sang en assez grande quantité.

La malade a une toux fréquente, et l'on constate de nombreux râles disséminés dans les deux poumons. A la base du poumon gauche il existe en outre quelques frottements pleuraux, à cet endroit la matité est légère.

Au cœur, souffle doux à la base.

Il n'existe pas d'œdème aux malléoles.

Les membres inférieurs sont amaigris, la peau est sèche, décolorée. Le 4 février au soir T. axil. 37°2.

Elle n'a point eu d'épistaxis.

18 février. Douleurs assez vives dans la région lombaire et le côté droit, ainsi que dans la partie inférieure de l'abdomen. — Frictions au baume tranquille. — L'ictère s'accentue de plus en plus. — Une injection de morphine.

Le 19. Depuis hier, la malade est dans l'immobilité absolue. Respiration fréquente, légèrement stertoreuse. Peu de réaction au pincement et à la piqûre. Rien au poumon. Le bras et la jambe soulevés retombent. Les pupilles sont dilatées, insensibles. La malade ne répond pas aux questions qu'on lui pose. T. axil. le soir 37°.

Le 20. Le stertor continue, la respiration est bruyante, des mucosités purulentes sortent constamment de la bouche. Ictère très-prononcé. Insensibilité complète de la malade, les quatre membres sont paralysés. Pouls rapide et fort. Incontinence de matières fécales et de l'urine. Le liquide ascitique est augmenté considérablement. La malade meurt dans la nuit.

Autopsie. — On constate un peu d'œdème des membres inférieurs; il existe une dilatation assez prononcée des veines superficielles de la paroi abdominale.

A l'ouverture du corps, il s'écoule une grande quantité de liquide citrin, environ 10 litres. Les appendices épiploïques sont chargés de graisse; il en est de même du mésentère et du grand épiploon. Les intestins sont comme lavés par le liquide abdominal, et présentent de plus une injection vasculaire et un épaississement de leurs tuniques très-notables.

L'estomac, de larges dimensions, est recouvert d'un mucus épais; sa muqueuse est injectée. Les glandes font saillie à la région du pylore.

Le foie pèse 1,320 grammes, il est diminué de volume. Cet organe est très-fortement pigmenté à sa surface, qui offre des granulations fines, miliaires ou lenticulaires, également réparties sur les deux lobes. Extrêmement dur à la pression, il ne se laisse pas entamer. A la coupe, mêmes granulations qu'à la surface réparties dans un tissu vascularisé, marbré.

Adhérences multiples de la rate au diaphragme. Congestion et augmentation de volume de cet organe qui a une forme arrondie et près de 3 décimètres dans sa longueur. Coloration brune. Points blanchâtres constitués par les glomérules assez fermes.

Reins congestionnés assez fermes.

Cœur chargé de graisse. Le muscle est d'une couleur jaunâtre, friable, stéatosé. Les cavités sont larges. Le cœur gauche, sous l'endocarde, présente quelques taches ecchymotiques. La valvule mitrale, les valvules aortiques et l'aorte elle-même présentent des taches jaunes, peu saillantes, manifestement graisseuses.

Les méninges crâniennes sont molles, opalines à la convexité de l'encéphale, où les corpuscules de Pacchioni sont très-nombreux. Le cerveau, à la coupe, présente un pointillé dû à la dilatation vasculaire.

Les poumons sont congestionnés à leur base principalement. Le poumon droit en arrière présente de larges extravasations sanguines. Absence de pneumonie.

Le pancréas est induré.

Utérus sain.

Comme particularité notable, *absence complète de liquide biliaire dans la vésicule.* Il existe bien un liquide décoloré ; mais le réactif de Pettenkofer n'avait révélé aucune trace de pigment biliaire.

D'après M. Legg, la fonction glycogénique du foie, dans ces cas, serait amoindrie et la piqûre du quatrième ventricule ne déterminerait plus de glycosurie.

Il aurait été très-intéressant aussi, dans l'espèce, de pouvoir constater l'état de l'urée. A ce sujet les opinions des observateurs sont très-divergentes. Les uns, comme M. Legg, prétendent que l'urée augmente dans les cas d'ictère. M. le professeur Brouardel, d'un autre côté, n'admet pas cette manière de voir et dit que la quantité d'urée, loin d'être augmentée, serait plutôt diminuée. Dans l'observation que nous empruntons à M. le docteur Reymond (Vulpian, clinique de la Charité 1879), nous constatons les chiffres suivants : avec deux portions le malade a fourni un litre d'urine dans laquelle on avait trouvé 10 grammes 415 d'urée. Chez le même malade avec une portion l'urine en 24 heures est de deux litres et l'urée de 15 gr. 650. Dans une observation pareille que nous trouvons dans la thèse inaugurale de M. le docteur Surre, la quantité d'urée varie entre 8 et 23 grammes pour les 24 heures.

Les fonctions urinaires sont notablement diminuées, nous le constatons dans la plupart de nos observations.

Nous ne voyons pas cette polyurie dont parle M. Legg au début de l'ictère. Frerichs dit que dans les formes chroniques et intenses de l'ictère les reins sont imprégnés par la matière biliaire, et le microscope montre. dans ces cas, les canalicules flexueux injectés par le pigment biliaire. M. le professeur Gubler a constaté dans l'ictère grave la fréquence de cylindres graisseux comme ceux qu'on observe dans la maladie de Bright. « Le foie et le rein, dit M. le professeur Gubler, ont a remplir un rôle connexe : tous deux sont des organes dépurateurs destinés à se suppléer mutuellement. Ce que le foie n'utilise pas pour la sécrétion biliaire, le rein l'élimine par les urines ; par ces deux voies principales se fait la dépuration organique. L'une d'elles vient-elle à manquer, on conçoit, à la rigueur, que l'équilibre puisse se maintenir ; il est forcément rompu, si toutes deux sont simultanément supprimées. Or, c'est ce qui se passe dans la plupart des cas d'ictère grave. » Il est vrai que chez nos malades nous avons observé des sueurs excessivement abondantes coïncidant exactement avec la diminution des urines. Au fur et à mesure que ces urines diminuent en quantité, elles deviennent de plus en plus foncées, à tel point qu'elles prennent parfois une couleur brune, mais la mousse garde toujours sa teinte jaune verte caractéristique.

En ce moment l'ictère devient intense.

Les phénomènes graves du côté du système nerveux qu'on observe peu de temps avant la terminaison fatale de la maladie pourraient bien être mis à la charge de l'ictère. En effet, on admet aujourd'hui, presque sans conteste, l'effet dissolvant que la bile exerce sur les globules sanguins. C'est ainsi qu'on pourrait expliquer le « dissolutio sanguinis » des anciens médecins lorsque des affections différentes prenaient, en dernier lieu, une marche très-pernicieuse, que la fièvre atteignait une hauteur excessive, et qu'il se présentait une grande prostration, des phénomènes nerveux graves, une teinte ictérique de la peau et des conjonctives (Niemeyer). Dans la relation d'un cas de cholecystotomie pratiquée par Kaen à St-Marys hospital, des expériences avaient été faites par le professeur Richardson. En mélangeant des parties égales de sang et de bile, vingt minutes après il n'y avait plus de globules rouges dans le liquide. Cet effet de la bile sur les globules sanguins existerait lorsqu'il y a plus de 6,6 pour cent de bile, dans les autres cas les globules ne font que s'altérer. (Américan journal of medical sciences, january 1879).

C'est par le fait de cette dissolution des globules rouges du sang par la bile qu'on peut rendre compte de la cachexie et des hémorragies qu'on observe souvent peu de temps avant la mort des malades ayant un ictère intense. La relation du purpura dans l'ictère par résorption est ainsi donné par John Glaister : « La bile, qui est acide dans ces cas, exerce une action dissolvante sur les globules sanguins et produit un état hydrémique du sang ; le manque d'oxygène et la pression considérable du sang dans les vaisseaux est la cause de son extravasation, ou bien les vaisseaux sont irrités, se rompent et il y a épanchement (The Lancet, 1878).

Le cœur subirait aussi des altérations dans sa structure. Sa face antérieure est couverte d'une couche adipeuse; le myocarde est pâle comme on peut le voir dans nos observations, notamment dans l'observation I. M. le Dr Olivier, dans un mémoire en 1871, parle d'un souffle qui existerait au cœur dans les cas de cirrhose avec hypertrophie. M. Gangolphe, dans sa thèse, le considère comme un bruit de souffle mitral ayant son maximum d'intensité à la pointe et se propageant vers l'aisselle. Pour lui, ce serait un souffle symptomatique d'une insuffisance mitrale qui serait passagère et qui résulterait d'une parésie momentanée du muscle cardiaque. M. le professeur Potain, cité par M. Strauss dans sa thèse d'agrégation, donne une interprétation différente à ce souffle qu'il rattache à une insuffisance de la valvule tricuspide. Cette affection, d'après M. le professeur Potain, porterait sur le cœur droit, si l'on tient compte des signes cliniques suivants:

Augmentation transversale avec déviation de la pointe en dehors, accentuation du second bruit pulmonaire au niveau du deuxième espace intercostal gauche; bruit de galop présystolique analogue à celui qu'on observe dans le cœur brightique, avec cette différence que le maximum du bruit se percevrait vers l'épigastre et à droite du sternum. A l'autopsie du malade de l'observation I, nous avons constaté que la valvule tricuspide était parfaitement saine; au contraire, le cœur gauche, ainsi que la valvule mitrale, étaient légèrement épaissis. L'examen clinique du cœur, toutefois, n'avait démontré, chez notre malade, aucun souffle morbide.

En ce moment nous avons constaté chez les malades des observations I, V, ainsi que dans celle de M. Aug. Ollivier, des râles nombreux envahir toute l'étendue des poumons et qui proviennent probablement d'une congestion pulmonaire causée par la prostration extrême dans laquelle tombent les malades peu de temps avant la terminaison fatale. C'est ici vraiment que la maladie, dont nous nous occupons, prend toutes les allures de l'ictère grave.

Ce qui frappe le plus dans cette forme particulière et que nous ne voyons ni dans celle avec atrophie ni dans l'hypertrophique avec ictère, c'est la marche excessivement rapide, foudroyante de la maladie vers cette terminaison fatale. Nous voyons les accidents prendre cet aspect alarmant dans la plupart des observations que nous avons sous les yeux.

Puis la mort arrive presque toujours dans un état de coma profond.

CONCLUSIONS

Il existe une forme spéciale de cirrhose hépatique qu'on observe chez des individus adonnés depuis longtemps aux boissons alcooliques. Le foie, chez ces malades, est augmenté de volume et de consistance. L'organe acquiert quelquefois un volume considérable, sa surface est plutôt lisse, il garde ses bords tranchants et prend une forme cubique par le fait de l'hypertrophie plus prononcée de son lobe gauche. Sa couleur est jaune d'ocre.

L'étude histologique du foie révèle deux ordres de lésions : une prolifération considérable, diffuse de tissu conjonctif de formation récente, envahissant l'organe entier, englobant comme dans un réseau les cellules hépatiques et entraînant leur atrophie comme conséquence très-prochaine. Les cellules hépatiques qui ont échappé à cette compression se remplissent d'éléments graisseux.

Cliniquement la maladie est caractérisée par une douleur aiguë dans l'hypocondre droit, un ictère intense, des accidents du côté du système nerveux central, une prostration considérable des forces et une terminaison fatale.

La durée de cette maladie est excessivement courte. Chez les malades dont les observations ont été consignées dans notre travail, la mort est survenue une fois au quatrième jour, une fois au sixième ; dans trois autres cas, la durée a varié de huit à quinze jours.

Paris. — A. PARENT, imp. de la Faculté de Médecine, [r.] M.-le-Prince, 29-31.

www.ingramcontent.com/pod-product-compliance
Ingram Content Group UK Ltd.
Pitfield, Milton Keynes, MK11 3LW, UK
UKHW021013200726
13857UKWH00004B/1417